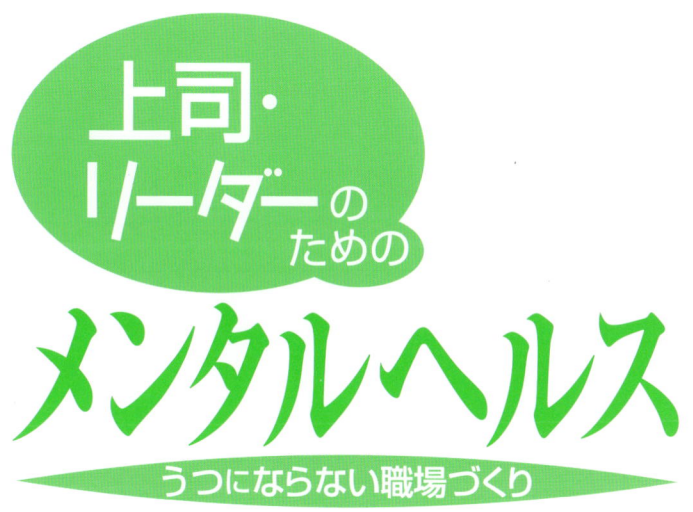

上司・リーダーのための
メンタルヘルス

うつにならない職場づくり

ライフデザイン研究所所長
畔柳 修
Kuroyanagi Osamu
［著］

同文舘出版

はじめに

「個人」から『個人と組織』によるメンタルヘルスへ

　ビジネスを取りまく環境の変化が激しい今日では、ストレス要因が増大し、うつ病や職場不適応など、さまざまなこころの問題に対処するシステムが必要になってきています。
　社員のこころの問題への対策——メンタルヘルス対策が十分でない場合には、ストレスが原因による長期休職、ミスやトラブルによる能率低下、遅刻や欠勤による業務効率の低下などが顕在化し、組織の生産性の問題に発展しかねません。
　企業にとってみると、ひとりの社員が業務過重によって精神障害に罹患し自殺してしまった場合、貴重な社員を亡くしてしまうのと同時に、労災認定、遺族による会社を相手取った民事訴訟、それに伴う企業イメージのダウン、職場全体のモチベーションのダウンと、とてつもなく大きなダメージを受ける可能性があります。もはやメンタルヘルス対策は、見過ごすことのできない問題となってきています。

　生産現場では、ミスや事故が起こらないように、まめに油を差し、まめに磨いたり、とメンテナンスを欠かしません。また、不具合が起きると、早急に問題解決に着手します。
　ところが、もっとも大切な「人」に関して、どれだけ健康状態を悪化させないように日々、予防のための努力をしているでしょうか？
　うつ病などのこころの病気が年々増えているにもかかわらず、そ

うならない健康な職場づくりに、どれだけ真剣に取り組んでいるでしょうか？

　メンタルヘルスの対象を個人のケアに限定するのではなく、病気の未然防止、健康の維持・増進の観点に立ち、個人から組織に比重を移す必要に迫られています。
　組織におけるメンタル不調者や自殺者の発生は、特定の個人だけでなく組織自体に深刻な問題が内在していることを示すもので、健康な個人なくして健康な職場が成立しないとともに、健康な職場なくして個人の健康は成立しないのです。

治すためのメンタルヘルスから、予防のためのメンタルヘルスへ

　健康づくりの基本は、「自分の健康は自分で守る！　自分で維持する！」というセルフケアです。ストレスに強い職場づくりのためには、一人ひとりのセルフケアへの自覚が欠かせませんが、それにも増して、職場のリーダー（管理監督者）のかかわりが職場のメンタルヘルスの鍵を握ります（ラインによるケア）。
　リーダーは、職場不適応などの問題に対処するだけでなく、不適応が生じにくい、明るく活気ある職場づくりの中心的な役割を担っています。

　本書のPart 2「早期発見・早期治療のためのラインによるケア」では、職場におけるメンタルヘルスの全体像やリーダーに求められる役割などを、Part 3「治すためのメンタルヘルスから、予防し高めるためのメンタルヘルスへ」では、治すためのメンタルヘルスか

ら、予防し高めるためのメンタルヘルスへ向けて、リーダーのあり方やかかわり方を取り上げています。

　対症療法的な治すためのメンタルヘルスから、予防し高めるためのメンタルヘルスへ向けて、リーダーを中心に歩みはじめてください。

　本書が、「健康でイキイキと活性化した職場」を築き上げるきっかけとなれば幸いです。

　　　　　　　　　名古屋のオフィスにて　　　畔柳 修（くろやなぎおさむ）

※本書では、上司・先輩などを「リーダー」、部下・後輩を「メンバー」と表記しています。

もくじ

はじめに

Part 1 メンタルヘルスケアの必要性

- メンタルヘルスの意義 …………………………………………………… 8
- メンタルヘルスを取り巻く現状①　ストレスを覚えるビジネスマン ……… 10
- メンタルヘルスを取り巻く現状②　自殺者の増加 ……………………… 12
- メンタルヘルスを取り巻く現状③　精神障害による労災認定 ………… 14
- 多様化・深刻化する職場のストレス …………………………………… 16
- 安全配慮義務（リスクマネジメント） …………………………………… 20
- 過重労働による健康障害を防ぐために ………………………………… 22
- 事業場における4つのケア ……………………………………………… 26
- 予防のためのメンタルヘルス …………………………………………… 28
- 明るくイキイキとした健康な職場づくり ………………………………… 30
- ストレスに強い職場づくり ……………………………………………… 32
- コラム●ＥＡＰ（従業員援助プログラム）とは

Part 2 早期発見・早期治療のための ラインによるケア

ストレスとストレッサー	36
職場のストレス対策	38
こころの健康診断を取り入れよう！	40
リーダー自身のセルフケア	42
さまざまなストレス反応	46
ストレスは人生のスパイス	48
こころの病気（精神疾患）の正しい理解	50
うつ病は「こころの肺炎」	52
うつ病の特徴的な9つの症状	54
メンタル不調者への対応	58
専門医に相談する	60
こころを落ち込ませないための「3C」	62
ラインによるケア（リーダーに期待すること）	66
心の受信装置の感度を磨く①　ライフイベント（人生の出来事）	68
心の受信装置の感度を磨く②　メンバーの変化に気づく	72
心の受信装置の感度を磨く③　タイプA行動に注意する	76
心の受信装置の感度を磨く④　職場不適応状態になりやすい状況とは	80
コラム●うつ病は、脳の機能障害	

Part 3 治すためのメンタルヘルスから、予防し高めるためのメンタルヘルスへ

明るく活気ある職場づくりのポイント ・・・・・・・・・・・・ 86

目をかけ、声かけ、聴く、つなぐ ・・・・・・・・・・・・・・・・ 88

声かけの前に注意すること ・・・・・・・・・・・・・・・・・・・・ 90

カウンセリングの基本技法 ・・・・・・・・・・・・・・・・・・・・ 92

「聞く」から「聴く」へ ・・・・・・・・・・・・・・・・・・・・・・・・ 94

ストローク"こころの栄養素"とは ・・・・・・・・・・・・・・ 98

ストローク"こころの栄養素"の自己点検 ・・・・・・・ 102

ほめ上手・叱り上手 ・・・・・・・・・・・・・・・・・・・・・・・・・・ 104

コミュニケーションの質を高めるコーチング ・・・・・ 106

依存的な関係から自律的な関係へ ・・・・・・・・・・・・ 108

コーチに求められる行動特性 ・・・・・・・・・・・・・・・・・・ 110

創造的・参画的な会議ミーティング ・・・・・・・・・・・・ 114

ファシリテーターの役割 ・・・・・・・・・・・・・・・・・・・・・・ 116

キャリアを主体的にデザインする ・・・・・・・・・・・・・・ 118

キャリア・デザインのフレーム ・・・・・・・・・・・・・・・・・・ 120

セクシュアルハラスメントのない職場づくり ・・・・・・ 122

パワーハラスメントのない職場づくり ・・・・・・・・・・・・ 126

コラム●リーダー自身にも肯定的ストロークを！

付　録●緊急時のための事前準備

おわりに

参考文献

カバーデザイン◎鈴木　弘
カバーイラスト◎塩澤文彦
本文DTP◎ライズ

Part 1 メンタルヘルスケアの必要性

メンタルヘルスの意義

ストレスフルな職場環境によって引き起こされるトラブルが増えるに伴い、メンタルヘルスケアの必要性が高まっています。

ストレス要因が増大したことで、「うつ病」「心身症」「職場不適応」「自殺」なども増え、さまざまなこころの問題に対処するシステムが必要になってきています。

ストレスが生産性を下げる

メンタルヘルス対策が十分でない場合には、ストレスが原因による長期休職、能率低下、遅刻や欠勤による業務効率の低下などが顕在化し、組織の生産性の問題に発展しかねません。もはや企業におけるメンタルヘルス対策は、見過ごすことのできない問題となってきています。

ストレスに起因するトラブルは心身両面にさまざまな形であらわれることから、からだの健康管理、健康づくりに積極的に関わるのと同じように、こころの健康にも積極的に関わる必要があります。

働く人々が健康を害することになれば、企業にとって大きなマイナスです。起こったトラブルに対処するだけでなく、トラブルの発生を未然に防ぎ、常に心身共に健康的な状態でイキイキと働ける環境をつくることが企業にとっても利益につながります。

職場におけるメンタルヘルス対策の意義

1. 労働者の健康の保持増進活動
   - 労働安全衛生法に基づく活動
2. 職場の生産性及び活力の向上
   - 明るくイキイキとした職場づくり
3. 企業のリスクマネジメント
   - 労働力の損失及び訴訟問題等の防止

「心のトラブル処理」
⬇
「イキイキとした心の状態を保ち増進させていくため」

　メンタルヘルス対策を、「こころのトラブル処理」ではなく、「イキイキとしたこころの健康状態を保ち増進させていくためのもの」と捉える必要性に迫られています。

　ＣＳＲ（Corporate Social Responsibility）は、一般的に「企業の社会的責任」と訳されていますが、企業が社会から得る「信頼」をいいます。「社会の中でどのような役割を果たし、持続可能な社会の構築にどのように貢献するか」を企業に問うものです。

　最近は、ＣＳＲの一環として、メンタルヘルスに積極的に取り組む企業が増えてきています。ステークホルダー（利害関係者）の中心をなす従業員、そして、その家族からの信頼を得る重要な施策といえます。

メンタルヘルスを取り巻く現状①
ストレスを覚えるビジネスマン

年々増えるストレス

Q：あなたはいま仕事の上で、強いストレスを感じていますか？
Q：一般的に、強いストレスを感じていると回答するビジネスマンは、全体の何パーセントだと思いますか？

　厚生労働省が5年ごとに実施している「労働者健康状況調査」によると、仕事や職業生活に関して「強い不安、悩み、ストレス」を感じているビジネスマンの割合は年々増加し、2002年度の調査（12,000事業所の16,000人を対象）では61.5％に達しています。ストレスの主な原因としては、「人間関係の問題」がもっとも多く、次いで「仕事の質の問題」、「仕事の量の問題」の順になっています。
　（独）労働者健康福祉機構が平成17年4月から平成18年3月までの1年間に、全国20の労災病院に併設している勤労者予防医療センター及び勤労者予防医療部で実施した「勤労者　心の電話相談」の相談件数や相談内容では、勤労者及びその家族等からの相談件数は、19,178件（前年度の16,388件に比べ17.0％の増）となっています。

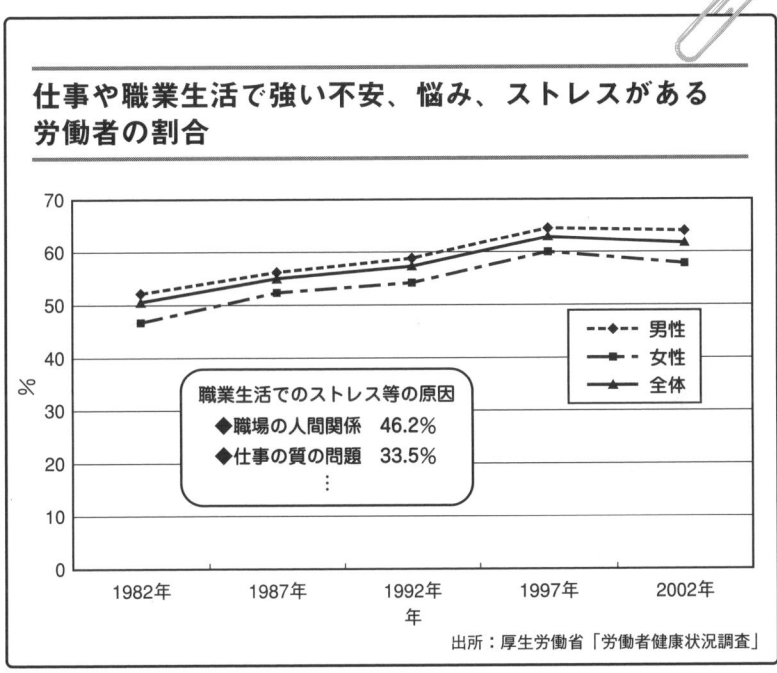

人間関係によるストレスが約半数

　相談内容は、職場の問題では、「上司との人間関係」に関する相談が1,685件ともっとも多く、次いで「同僚との人間関係」に関する相談が1,372件、「その他の職場における人間関係」に関する相談が957件となっており、職場における人間関係についての相談が多くなっています。

　あなたは、ストレスを感じないと安心していませんか？　ひょっとして、上司・リーダーであるあなた自身がストレスの発信源（原因）となっていることも考えられます。

メンタルヘルスを取り巻く現状②
自殺者の増加

　警視庁の統計では、平成18年度の自殺者は32,155人に上っており、平成10年以降、9年続いて30,000人を超えています。ちなみに18年度の交通事故死者数は6,871人。なんと交通事故の5倍近い人が自ら命を絶っている計算になります。

　自殺者の中で大きな割合を占めているのが40～50代という中高年の働き盛り世代の男性で、この層の自殺者はここ7年間で約1.5倍という、きわめて高い伸びを示しています。

20代後半は"迷い"の時期

　また、最近20代、30代の若手から中堅の自殺者数の増加も問題になっています。この年代は、昇進、結婚など、人生の転機が多く、キャリアを再構築する年代でもあります。

　心理学者のホルムズとレイエは、「ストレスとは、生活上に起こった変化に対応するために必要なエネルギーの量」といっています。

　20代後半になると「このままでいいのだろうか？」と不安を抱き、その不安を払拭するために、新しいことにチャレンジする人がいます。このようなこころの迷いは、キャリアストレスと呼ばれ、キャリア初期から中期の移行期に、大半の人が遭遇するひとつの壁だといわれています。この時期に自分と客観的に向き合い、どのような

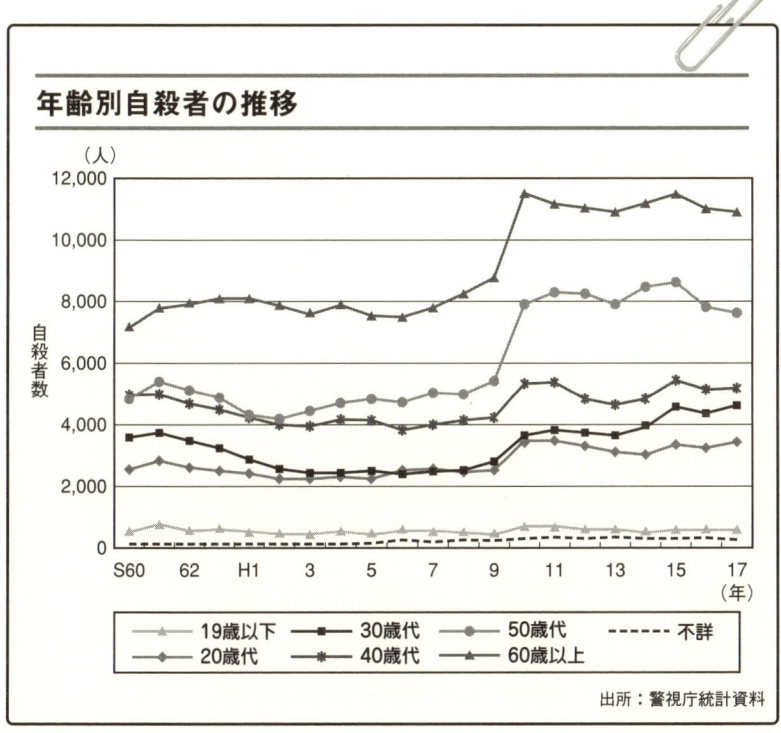

出所:警視庁統計資料

生き方(キャリア)をしたいのかを明確にしないまま、単に不安から脱出したいばかりに先を急ぐと、うまく「移行」できません。

次の発達段階に移行する際には、必要なことや要求されていることが異なるので、今までの自分のやり方や考え方ではこなせません。場合によっては、それまでの人生を根底からひっくり返すほどの大きな変化になる可能性もあります。と同時に、ある程度の負荷がかからないと変化が伴わないこともあります。

20代から30代の自殺者の原因をすべてキャリアに結びつけて考えるのは極端ですが、変化の多い、悩む時期に職場の仲間のサポートがあれば多くの自殺を食い止められるのではないでしょうか?

メンタルヘルスを取り巻く現状③
精神障害による労災認定

　近年、業務による心理的負荷に伴う精神障害などの労災認定基準が緩和され、申請件数も認定件数も増加傾向にあります。それと同時に、企業側の安全配慮義務違反に関する民事訴訟も増えています。

企業に求められる「社員の心身の保護」

　例①　1996年4月26日、加古川労基署長事件は、自殺について労災保険の適用を初めて認めた裁判でした。この判決を考慮して労働省（現在の厚生労働省）は1999年9月、業務上の精神障害による自殺に対しても労災を適用するよう基準を緩和しました。

　例②　2000年3月24日、大手広告代理店の従業員の自殺事件に対して、最高裁は同社に1億6800万円の損害賠償を求めました。長時間労働と自殺の因果関係を認めた最初の最高裁判決です。この事件は、企業の従業員に対する安全配慮義務をあらためて自覚させる契機となりました。

　事業者は労働者の生命、身体、健康の安全を保護すべき法的な義務があり、これに違反して社員の安全を損なえば、損害賠償を負うことになります。しかも最高裁は「危険が予見可能である限りは、

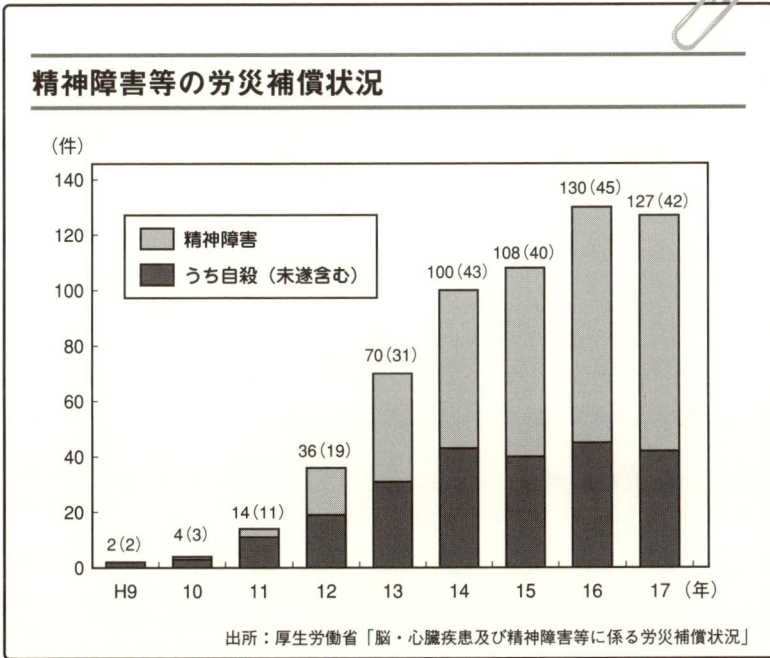

出所：厚生労働省「脳・心臓疾患及び精神障害等に係る労災補償状況」

事業主は具体的な結果を回避する措置を講じなければいけない義務」までをも求めています。

　企業にとってみると、ひとりの社員が業務過重によって精神障害に罹患し自殺してしまった場合、貴重な社員を亡くしてしまうのと同時に、労災認定、遺族による会社を相手取った民事訴訟、それに伴う企業イメージのダウン、職場のモチベーションのダウンと、とてつもなく大きなダメージを受けかねません。

　メンタルヘルス対策は企業にとって「社会的責任」となっています。労働者の健康を資源として捉え、個人の健康生活と会社の生産性アップを両立するためにも、メンタルヘルス対策に強い関心を持ち、一担当者に任せるのではなく、経営（全社）レベルで積極的に取り組む必要があります。

多様化・深刻化する職場のストレス

　職場ストレスの問題が急速に深刻化した背景には、職場を取り巻く環境のさまざまな変化があります。

職場の急激な変化

　経営に求められるスピードが加速し、効率を重視した結果として、組織のフラット化、スリム化が図られました。その結果、管理職は多くの部下をマネジメントすることとなり、部下を見守り、助言し、ケアしていた従来のラインを軸としたケアが機能しづらくなってきています。

評価制度の変化

　成果制度の導入により、常に短期的な目標達成に駆り立てられ、慢性的なストレス状態にあります。
　短期的な企業利益の追求のみに目がいって、こころの余裕を失い、競争に力を注ぐばかりに、誇りや道徳観を二の次にしています。そういった姿勢に嫌気がさす若手や中堅社員も多く、自分の価値観、こころの基盤を失いつつあります。
　評価におけるストレスは、被評価者だけでなく、評価をする側にも生じます。

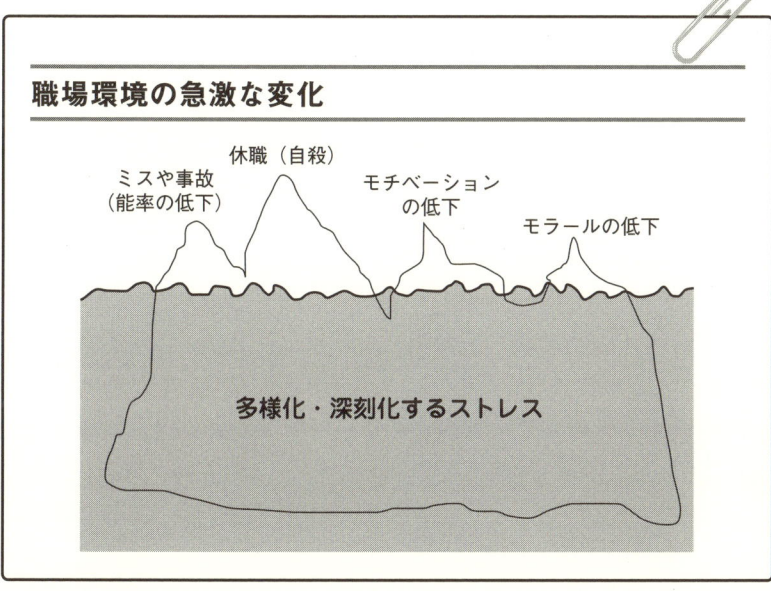

組織形態の変化

　コスト削減の必要に迫られる中、企業は常にギリギリの人員体制で経営活動をしています。しかし一方で、顧客や取引先へのサービスをもっと充実させたいとも考えています。
　この流れを受けて、サービス業を中心に、夜間、休日を問わずに稼動することを要求される仕事が増えています。
　必然的に、従来よりも少ない人員でより多くの労働量をこなさなければならず、心身ともに過重な負担で働き続けることを余儀なくされるケースが増えています。

仕事の変化

　多くの現場では、次々と変化する顧客のニーズ、ＩＴの導入などの技術革新により、「現場の知識が追いつかない」「担当者しかわか

らない」などの問題が生じています。結果として、専門化・細分化された仕事が多くなり、いくらキャリアがあっても応用が効かず、一から学び直さなければいけないということも発生しています。

こうした状況は仕事の質・量の管理をむずかしくさせ、結果として、特定の人への負担が大きくなるといった、偏った傾向が強まっています。

雇用形態・勤務形態の変化

職場ストレスの大きな要因として、パート社員、派遣社員の増加など、「雇用形態の多様化」に伴う問題もあげられます。

仕事の専門化、人件費の削減、アウトソーシングの広がりとともに、派遣社員や契約社員、出向など、雇用形態が多様化しています(「非正規社員」はすでに、労働者人口の約3分の1を占めるに至っています)。

正社員の間に入って働く派遣・契約社員は、時に、不明確・不安定な身分でありながら、微妙な配慮を要する人間関係の中で、仕事上はその会社の社員としての責務を果たすことを求められます。正社員と同じ権利や恩恵は得られないまま、忠誠心だけはしっかりと要求されるという状況もあります。

一方で、契約社員だからやる気が感じられず、育成しにくい、という正社員の声も聞かれます。

また、裁量労働制の導入、交代勤務など勤務形態の多様化などもストレスの要因となっています。

意思疎通の変化

　少子化、核家族化が進展したことで、兄弟間の葛藤や友人との喧嘩の経験が少ない若者が増えました。彼らは、傷ついたり、傷つけたり、そこから立ち直るという経験を経ずに社会の仲間入りをするケースが少なくありません。直接の関わり合い、ぶつかり合いに慣れていない、人との関わりが希薄な中で育った世代が、若手や中間管理職へと広がってきています。

　人間関係づくりを困難と感じる世代に対して、どう教育し管理したらよいのか、コミュニケーション・ギャップに悩む上司がますます増えています。

対人関係の変化

　現在は情報化が進み、パソコン、メール、携帯電話など、コミュニケーションの手段も多様化してきました。相手の状況にかかわらず、一方的に情報を流すことが可能になり、「情報が流れているから、気持ちも流れている」という錯覚が生じがちです。

　情報の伝達手段は大きく広がったにもかかわらず、それを使いこなして「気持ち」の交流をうまく図るための人間関係のスキルが、それに追いついていないように感じられます。

　情報化の進展は、劇的に情報量を活性化したように見えますが、人間関係という面で見ると、不協和音や戸惑いを生む要因になっています。

安全配慮義務
（リスクマネジメント）

従業員の心身の健康管理は「事業者の義務」

　「労働安全衛生法」は、事業者がメンタルヘルス不調を含む作業関連疾患を管理することを義務づけています。事業者は、業務に密接な関係を有する労働者の健康の管理として、把握可能な疾患について適切な対応をすることが必要とされているのです。

　また「安全配慮義務」によっても、事業者による労働者の職場でのメンタルヘルス不全の予防と対応が義務づけられています。
　対策としては、事業者が労働者の健康管理をリスクマネジメントの一貫として考え、職場での問題を把握し、適切な対応をすることが求められています。事業者が労働安全衛生法の規定を守っていても、過失が認められた場合は責任が問われることになります。

【労働安全衛生法】
（目的）第１条　この法律は労働基準法と相まって、労働災害の防止のための危険防止基準の確立、責任体制の明確化及び自主的活動の促進の措置を講ずる等その防止に関する総合的計画的な対策を推進することにより職場における労働者の安全と健康を確保するととも

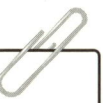

安全配慮義務
- ○「安全配慮義務」とは、事業者が施設・労務の管理にあたって、労働者の生命・健康を危険から保護するように配慮すべき義務
- ○ 安全配慮義務の範囲は、1975年以降、「業務に直接起因する健康障害を起こさないこと」として運用されてきた
- ○「物理的な安全」を確保することが中心的な課題

健康配慮義務
- ○ 事業者が労働者に対してその従事すべき業務を定めて従事させているに際し、その業務の量と質を適正に把握して管理し、当該業務の遂行にともなう疲労や心理的負荷等が過度に蓄積して労働者の心身の健康を損なうことがないよう注意する義務
- ○ 中心的な課題は、従業員の「安全」面から「健康」面へ、「職業病」から「作業関連疾患」、業務に「直接起因」から「密接な関連」へと推移

に、快適な職場環境の形成を促進することを目的とする。

（事業者等の責務）第3条　事業者は、単にこの法律で定める労働災害の防止のための最低基準を守るだけでなく、快適な職場環境の実現と労働条件の改善を通じて職場における労働者の安全と健康を確保するようにしなければならない。また、事業者は国が実施する労働災害防止に関する施策に協力するようにしなければならない。

（健康教育等）第69条　事業者は、労働者に対する健康教育及び健康相談その他労働者の健康の保持増進を図るため必要な措置を継続的かつ計画的に講ずるように努めなければならない。

過重労働による健康障害を防ぐために

　平成13年12月、「脳・心臓疾患の労災認定基準」が改正されました。この改正により、「疲労の蓄積をもたらす長期間の過重業務」を判断材料として考慮することになりました。

　疲労の蓄積をもたらすもっとも重要な要因と考えられるのは労働時間であり、その時間が長いほど業務の過重性が増すことが医学的にも明らかにされています。

　厚生労働省は平成14年2月、「過重労働による健康障害防止のための総合対策」を公表し、その中で「過重労働による健康障害を防止するため事業者が講ずべき措置等」を定めました。

　「事業者が講ずべき措置等」のポイントは以下のとおりです。

①時間外労働の削減および労働時間の適正管理

　時間外労働が月45時間を超えて長くなるほど、業務と脳・心臓疾患との関連性が強まると考えられています。事業者は時間外労働が月45時間以下となるよう適切な労働時間管理に努めてください。

　月45時間以下の労働者についても、時間外労働のさらなる短縮に配慮してください。

　時間外労働の削減には、労働時間の適正な管理が必要です。労働者の労働日ごとの始業・終業時刻を記録・確認しましょう。

個々の労働者の時間外労働時間数	産業医等による助言指導等
ア 月45時間を超えない	通常どおりの健康管理を行う
イ 月100時間を超えたり、2～6カ月間に1カ月平均80時間を超えたりしてはいないが、月45時間を超えている	当該労働者に関する作業環境、労働時間、深夜業の回数及び時間数、過去の健康診断結果等の情報を産業医等に提供し、事業場における健康管理について、助言指導を受ける
ウ 月100時間を超えたり、100時間は超えていなくても、2～6カ月間に1カ月平均80時間を超えている（注1）	イの助言指導に加え、当該労働者に産業医等の面接による保健指導を受けさせる。また、産業医等が必要と認める場合は、必要な項目について健康診断を受診させ、その結果に基づいて必要な事後措置を行う（注2）

注1 「2～6カ月間に1カ月平均80時間を超える」とは、2カ月で160時間、3カ月で240時間、4カ月で320時間、5カ月で400時間、6カ月で480時間を超えることをいい、それぞれの時点でそのつど上記ウの措置が必要となる

注2 「産業医等」は、医師のうち労働者の健康管理を行うのに必要な知識についての研修を受けた者や、労働衛生コンサルタントに保健衛生の試験区分で合格した者等の、産業医としての資格を有する者をいい、労働者数50人以上の事業所においては法令でその選任が義務づけられている。また、労働者数50人未満の事業場においては、地域産業保健センター事業により、地域産業保健センターに登録されている医師等上記の資格を有した医師に助言指導等を求めることとなる

出所：中央労働災害防止協会

②年次有給休暇の取得促進

年次有給休暇の取得しやすい職場環境づくりに努めるとともに、年次有給休暇の具体的な取得計画を作成し、取得促進を図ってください。

③労働者の健康管理に係る措置の徹底

(1) 健康診断の実施の徹底

事業者は、労働者の健康確保を図るため、定期健康診断を実施し

なければなりません。

　健診結果で一定の項目に異常の所見がある労働者には、労災保険制度による2次健康診断等給付制度が適用され、深夜業従事者が自発的に健康診断を受診した場合には、自発的健康診断受診支援事業助成金制度が利用できます。

(2) 健診後の適切な事後措置の徹底

　健康診断の結果、所見が認められた者については、健康保持のために必要な措置について医師の意見を聴き、必要な事後措置（「健康診断結果に基づき事業者が講ずべき措置に関する指針」）を講じなければなりません。

(3) 産業医による保健指導や助言指導

　時間外労働の時間数により、前ページ表の措置を講じてください。

長時間労働はストレス・疲労を生む

　全国の労働者を対象にしたいくつかの調査で、職場不適応の要因として共通してあげられるものが「職場の人間関係」「仕事の量」「仕事の質」です。

　仕事の量の中でも、労働時間の長さは特にストレスに影響するといわれています。週60時間以上もの労働や月45時間以上もの残業があると、高血圧を発症させたり、悪化させる可能性があるという報告があるくらいです。残業時間や実労働時間が長いほど、心疾患の発生率が高くなり、突然死の判定基準としても重視される重要な要因なのです。

　週50～60時間以上の長時間労働を行っている人は、労働者の約半数近くいるというデータがあります。長時間労働が体に悪いとわかっていても休めない、という人が少なくないようです。

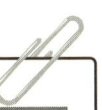

日勤者で、週実労働時間別にみた疲労自覚症状と睡眠症状の愁訴率

時間区分	自覚症状愁訴率（％）	睡眠症状愁訴率（％）
40時間未満	24.7	17.2
40-49時間	24.3	17.2
50-59	27.6	18.0
60-69	30.4	18.5
70-79	33.1	18.7
80-89	32.7	20.1
90-99	39.5	20.6

出所：「労働科学」第61巻～第70巻（1985年～1994年）

　このような長時間労働を続けると、約3割の人が疲労感を訴えるようになり、特に連続して長時間働いた場合では、休みながら働いた人よりも疲れが取れにくい傾向があります。同じ労働時間をこなすのでも、根を詰めすぎずに適度な休息を取りながらの仕事のほうが能率よく、疲れも軽くなります。

　最近では、ライフバランスへの関心が高まるとともに、残業そのものの生産性が問われはじめています。

　筆者がEAPコンサルティングをしている企業の中に、長時間勤務は生産性の低下やミスやトラブルを招くだけであり、長時間労働を強いることは企業も労働者にもメリットはないという立場を徹底しているところがあります。20時退社ルール（20時に会社の照明を消す）を取り入れたり、月残業時間100時間の原則禁止令を出し、万が一、該当者がいた場合には経営会議で名指しされ、統括責任者は文書による改善提案と改善結果を定期的に提出することになっています。

事業場における4つのケア

こころの問題による損失は、年々増えています。こころの問題を放置しておくとからだの健康にも影響を及ぼし、症状が深刻になるほど療養に時間がかかるため医療費への負担を大きくします。

また、ストレスをはじめとするさまざまなストレス関連疾患は、労働災害につながる可能性があると考えられており、事故などによる労災を防ぐための対策が重要になってきます。

このような厳しい労働環境とこころの健康を害する人の増加に対応するために、労働省（現在の厚生労働省）は2000年8月に「事業場における労働者の心の健康づくりのための指針」を発表しました。

労働環境とこころの健康を守る「4つのケア」

「指針」では、①こころの健康を保つために労働者自身が行う「セルフケア」、②部課長などの職制（ライン）にもとづいて管理者が部下に対して行う「ラインによるケア」、③産業医、産業看護職、衛生管理者などの「産業保健スタッフによるケア」、④医療機関や健診機関、産業保健推進センターなどの「事業場外資源によるケア」、の4つのケアについて詳述しており、誰がどのような対策を行うのか役割分担と対策の内容を示しています。

こころの健康づくり4つの対策

メンタルヘルスケアは、「セルフケア」、「ラインによるケア」、「事業場内産業保健スタッフ等によるケア」及び「事業場外資源によるケア」の4つのケアが継続的かつ計画的に行われることが重要

セルフケア ── 労働者自らがストレスやこころの健康について理解し、自らのストレスを予防、軽減あるいはこれに対応します

- 労働者は、事業者が実施する施策に基づき、ストレスへの気づき、ストレスへの対処、自発的な相談を行う
- 事業者は、セルフケアに関する教育研修、情報提供及び相談体制の整備を行う

ラインによるケア ── 労働者と日常的に接する管理者が、こころの健康に関して職場環境などの改善や労働者に対する相談対応を行います

- 管理者は、作業環境、作業方法、労働時間などの職場環境の具体的問題点の把握及び改善を行う。その際、個々の労働者に過度な長時間労働、過重な疲労、心理的負荷、責任などが生じないように配慮し、労働者からの自主的な相談に対応する
- 事業者は、管理者に対するこころの健康に関する研修を実施する

事業場内産業保健スタッフ等によるケア ── 産業医、衛生管理者などの事業場内の健康管理担当者が、事業場のこころの健康づくり対策の提言を行うとともに、その推進を担い、また、労働者及び管理者を支援します

- 事業場内産業保健スタッフ等は、職場環境などについて評価し、管理者と協力してその改善を図る。また、労働者のストレスやこころの健康問題を把握し、保健指導、健康相談などを行う
- 専門的な治療を要する労働者に対しては、適切な事業場外資源を紹介するとともに、職場復帰及び職場適応の指導及び支援を行う
- 事業者は、事業場内産業保健スタッフ等に対して、教育研修、知識修得などの機会を提供する

事業場外資源によるケア ── 事業場外の機関及び専門家を活用し、その支援を受けます

- 事業場外資源は、専門的な治療が必要な労働者への対応や、休職中の労働者の職場復帰に関する指導及び支援を行う
- 事業者は、それぞれの役割に応じた事業場外資源を活用する

出所：厚生労働省「事業場における労働者の心の健康づくりのための指針」

PART 1 メンタルヘルスケアの必要性

予防のためのメンタルヘルス

一次予防が重要

　すでに述べてきたように「メンタルヘルス」の維持増進は企業経営にとっても不可欠だといえます。そのためには、従来別々に捉えられていた経営管理と健康管理を統合的に捉え、生産性の向上へ結びつけていく必要があります。

　企業の活力は一人ひとりの社員のメンタルヘルスのレベルによって決まるといっても過言ではありません。一人ひとりがストレスを溜め込んで起こすこころとからだの健康度の低下は、やがて職場における人間関係の悪化、事故やミスの多発、心身症（胃潰瘍、糖尿病、高血圧など）の発生と休職、そして創造性の低下といった形で現れ、結果として生産性の低下につながるのです。

　メンタルヘルスというと、一般的に早期発見、早期治療という二次予防と捉えられがちですが、本来は、一次予防にこそ取り組む必要があります。

　一次予防とは、精神疾患や精神的不調といった状態が、起きないようにするための取り組みです。メンタルヘルス対策は、「ひとりの発病者も休職者も出さない」ことを基本目標としていくことが何よりも重要です。

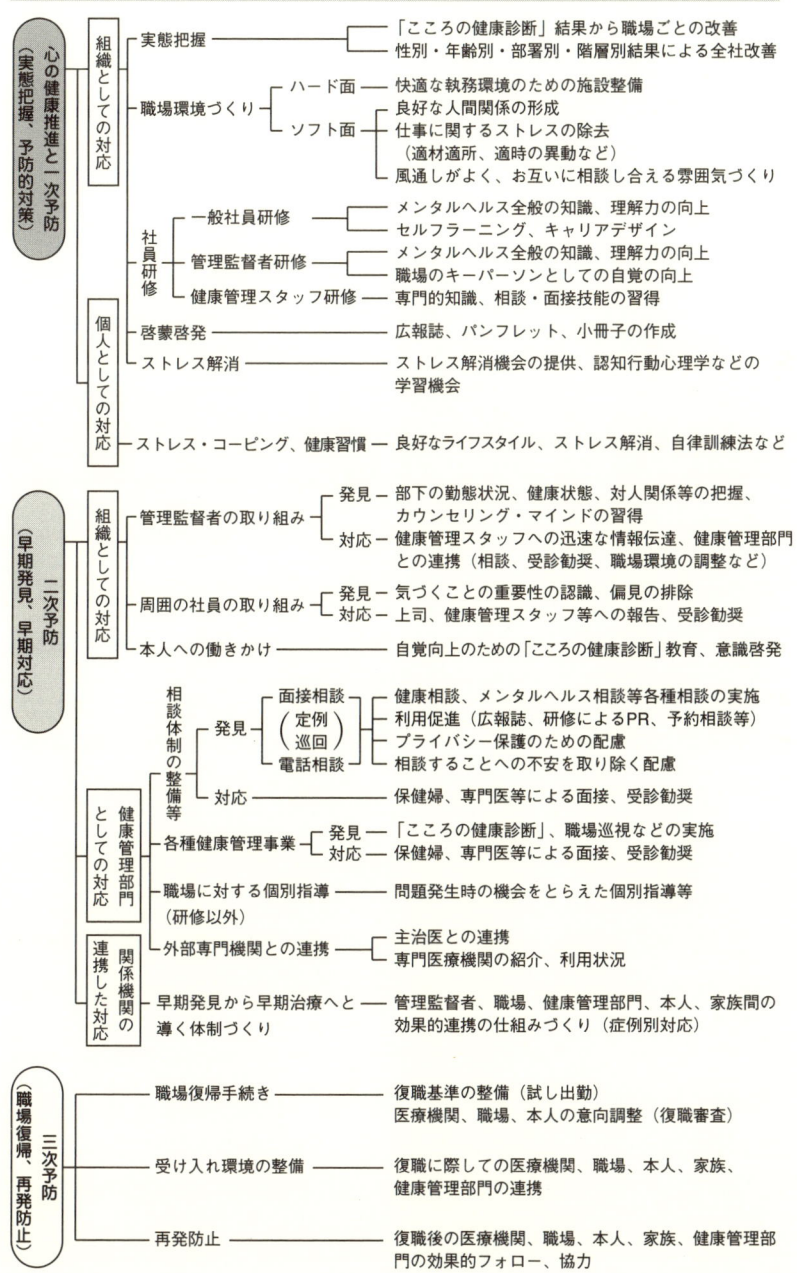

明るくイキイキとした健康な職場づくり

病気の「未然防止」が重要

「メンタルヘルス」というと、すでにこころの病に冒されてしまった人を対象として捉えがちですが、それだけではありません。「予防」「早期対策」という観点から、ストレス・マネジメントのあり方を捉える必要があります。具体的には、組織開発やリーダーシップ研修などを含む管理者教育、キャリア開発プログラムなどを通じて、ストレスを軽減していくことも求められます。

メンタルヘルスの領域は、一次予防（病気にならないようにすること）、二次予防（病気の早期発見）、三次予防（病気になった人の治療と再適応）の３つの水準があります。対象も、個人—リーダー—組織集団という３つがあります（表参照）。

従来、メンタルヘルスの施策としては、二次予防、三次予防が強調されてきました。しかし、この変化の激しい時代では、メンタルヘルス対策と人材開発や組織開発が相互に関連しているという問題意識を持って、あらゆるリソースを投入していく必要があります。というのも、組織の環境が「安定」から「不安定」な状態になったことで、個人、リーダー、組織集団はそれぞれ、従来と異なる種類のストレスを抱え、人間関係にきしみが生じるようになったからです。

ライフデザイン研究所の取り組み事例

目標 \ 対象	個人〔セルフケア〕	リーダー〔ラインによるケア〕	組織集団〔一部経営層／専門スタッフ〕
一次予防 病気の未然防止 健康の維持・増進	・異動、昇進、転勤者などへのカウンセリング ・キャリア開発、キャリアカウンセリング ・研修セミナーによる自己理解、自己成長（コミュニケーションの質の向上） ・認知行動心理学によるこころの柔軟性の強化（研修＆通信講座） など	・『こころの健康診断』による・職場環境の評価と改善点の提供 ・コーチング、メンタルコーチング、ファシリテーションなどの研修セミナー ・リーダーのためのやさしい心理学講座 ・WEBによるメンタルヘルス、セクハラ＆パワハラ情報 など	・EAPコンサルティング ・人財開発支援 ・組織開発（OD）〔ストロークマインド、カウンセリングマインドの浸透〕 ・会議、ミーティングのファシリテーション ・社内コーチ、ファシリテーターの養成 など
二次予防 病気・病人の早期発見、早期治療	・ストレス及びメンタルヘルスケアに関する基礎教育 ・メールによる相談対応 ・ストレスの軽減及び対処法 ・カウンセリングや相談の有用性の推進 ・専門医、専門家の紹介 など	・管理者の役割、こころの健康に対する教育研修 ・メンバーのSOSサインへの気づき ・WEBによる上司のための情報支援 ・メール（や電話）による指導や助言 など	・ストレス判定図（こころの健康診断より）などによる職場環境調査のフィードバック（アドバイス） ・プロセスコンサルティング ・人事制度改定支援、コンピテンシー ・家族の方へのメンタルサポート、啓発支援
三次予防 円滑な社会再適応 再発防止	・危機介入 ・心理カウンセリング ・復職者へのキャリアカウンセリング ・復職支援	・職場外資源に関する情報提供 ・復職者への支援方法	・トップ層のカウンセリング

注）上記の各施策は、ひとつの領域に限定できるものではないが、あえて9つの領域に当てはめてある

　安定した時代であれば、個人に対して集中的にストレスケア、すなわち三次予防的な対策だけで、大抵の問題は解決することができましたが、不安定な時代においては、ストレスの一次予防こそがもっとも重要になります。個人の悩みや不安感に焦点を当てるだけではなく、元気な健康人に対してはますます元気になれるように、9つの領域を捉えてアプローチすることが大切なのです。

ストレスに強い職場づくり

裁量権が大きければストレスにはなりにくい

　職場のストレッサー（ストレスを起こす要因）とその影響を分析したモデルに、スウェーデンのカラセク（Karasek）が提唱した「仕事要求度—コントロールモデル」があります。現在、世界でもっともよく知られた職業性ストレスモデルのひとつとなっています。

　このモデルでは、職場のストレッサーの強さは「仕事の要求度（仕事のペース、量、時間、仕事の際に要求される精神的集中度や緊張の度合いなど）」と「仕事のコントロール＝裁量権（仕事上の意思決定の度合い、自分の能力や技術を発揮・向上できる可能性など）」の２つの要素とその組み合わせによって決まる、としています。

　このモデルによると、仕事の特徴は大きく４つのタイプに類型化されます。

　第一は、要求度が高く、裁量権の低い「高ストレイン群」であり、もっとも心理的緊張度（ストレイン）が高く、疾病のリスクが高いとされます。看護師、消防士などの職種がこれに当たります。

　第二は、要求度も裁量権も高い「Active群」で、仕事はきついがやりがいも感じられ、困難な課題をも克服しようとする意欲が強く、自由時間の活動も行動的です。

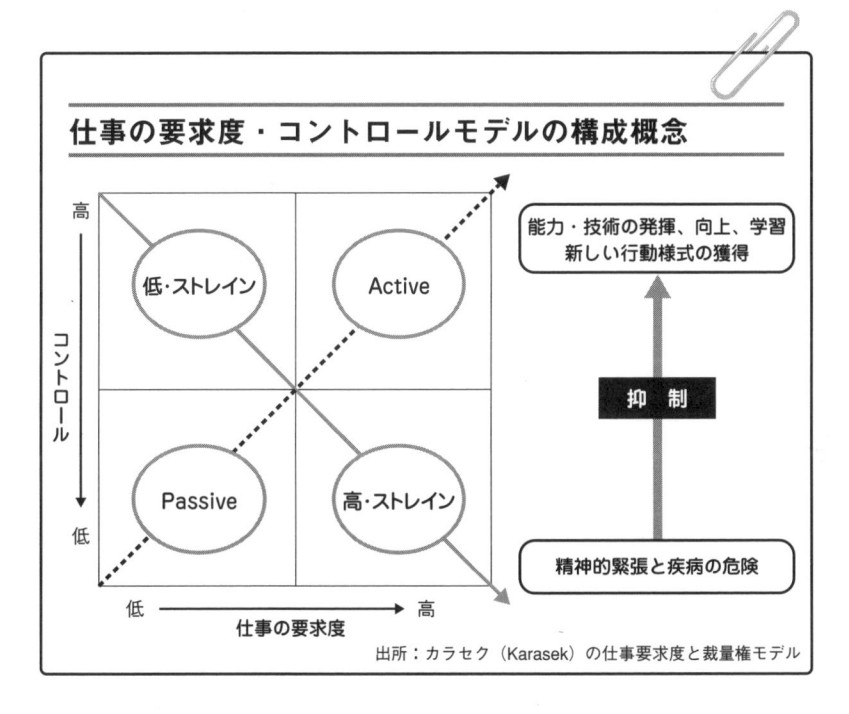

仕事の要求度・コントロールモデルの構成概念

```
高
↑
コ
ン    低・ストレイン        Active
ト
ロ
ー
ル                                     能力・技術の発揮、向上、学習
                                       新しい行動様式の獲得
        Passive           高・ストレイン
↓                                              ↑
低                                            抑　制
    低 ──────→ 高
        仕事の要求度                         精神的緊張と疾病の危険

出所：カラセク（Karasek）の仕事要求と裁量権モデル
```

　第三は、要求度が低く、裁量権の高い「低ストレイン群」で、もっともストレインが少ない領域です。

　第四は、要求度、裁量権ともに低い「Passive群」で、刺激に乏しく、能力が次第に萎縮していくかのような特徴を持ちます。

　このように、仕事の要求度が高くても必ずしもストレスが大きいとは限りません。自分でコントロールできる範囲（裁量権）が大きければいいのです。

　このことから、筆者の主宰する「ライフデザイン研究所」では、キャリアデザイン研修を積極的に導入しています。

　受動的に仕事を捉えるのではなく、自分のキャリアに責任を持ち、自らのキャリアを切り開いていく（自らを自律的な存在として活かしきる）プロセスは、仕事へのコントロール度を高めることになるからです。

EAP（従業員援助プログラム）とは

●米国企業で不可欠なEAP

EAP（Employee Assistance Program）とは、社員の個人的または仕事にまつわる問題の発見や解決をサポートし、企業全体の生産性の向上を支援する従業員援助プログラムです。

アメリカでは、社員のこころの健康が組織全体の生産性につながるため、普段から社員が抱えている悩みや、うつ病をはじめとしたさまざまなこころの問題を予防することに力を注いでいます。

EAPによるメンタルヘルス対策への投資利益が、対策をとらなかった際の損失・補償にかけるコストを大きく上回るということが実証され、2000年の調査では、FORTUNE誌のトップ500企業の約95％が、社員のこころの健康を守るためにEAPを導入するなど、必要不可欠な企業向けの援助プログラムとなっています。

EAPには、「セーフティーネット」「リスクマネジメント」「経営の補完的機能」という3つの機能があります。

●EAP導入のメリット

EAPの目的は、業務のパフォーマンスを上げることですが、

・社員の方にとっては、外部のほうがプライバシーを保ちやすい
・経営サイドにとっては、メンタルヘルス対策の部分的なアウトソーシングがなされる
・専門性が高く、トータルのコストを低く抑えられる
・産業保健スタッフのマンパワーが乏しい企業や事業所に適切なサービスである
・パフォーマンス低下の防止
・メンタルヘルスに関わる医療費の軽減
・事故をある程度防止できるというリスクマネジメント
・優秀な人材の職務定着率の上昇
・"EAPの導入＝社員を大切にしている"という企業イメージ向上
・福利厚生の一環として、家族の相談も受けつけることが可能

などがあげられます。

生活上でどのような問題をかかえようとも、会社側が何らかの支援を提供してくれることが保証されていれば、従業員としては心強く、その分、安心して仕事に打ち込めることになります。企業側としても、有能な従業員がこころの問題のために出勤できなくなったり、退職してしまうのを防ぐことができます。

Part 2 早期発見・早期治療のためのラインによるケア

ストレスとストレッサー

「ストレス」は「刺激」による緊張・歪み

　「ストレス」という言葉は、日常語として頻繁に使われるようになりました。「今日はクレーム処理ばかりでストレスが溜まっている」とか「ストレス解消のために飲みに行こう」というような会話を交わしたり、耳にしたりすることが多いことでしょう。

　ところが「ストレスって何？」とあらためて問われると、適切に答えるのは案外むずかしいものです。

　もともと「ストレス」は、物理学に使われていた言葉ですが、カナダの生理学者であるハンス・セリエ博士が1936年にイギリスの雑誌「ネイチャー」誌に「ストレス学説」を発表したことから、この言葉が広く使われ始めました。

　「ストレス」はもともと「圧力」や「圧迫」などを意味する言葉でした。物理学や工学の学問領域では、「体外から加えられた要求に対する物体の非特異的な反応」と定義され、物体に歪みを生じさせる力を表す反応として用いられています。

　たとえば、ゴムボールに指で圧力をかけるとさまざまな形に変形します。そのような状態を「ストレス状態」といい、ストレス状態を引き起こす刺激（指による圧力）を「ストレッサー」といいます。

ストレスの構図

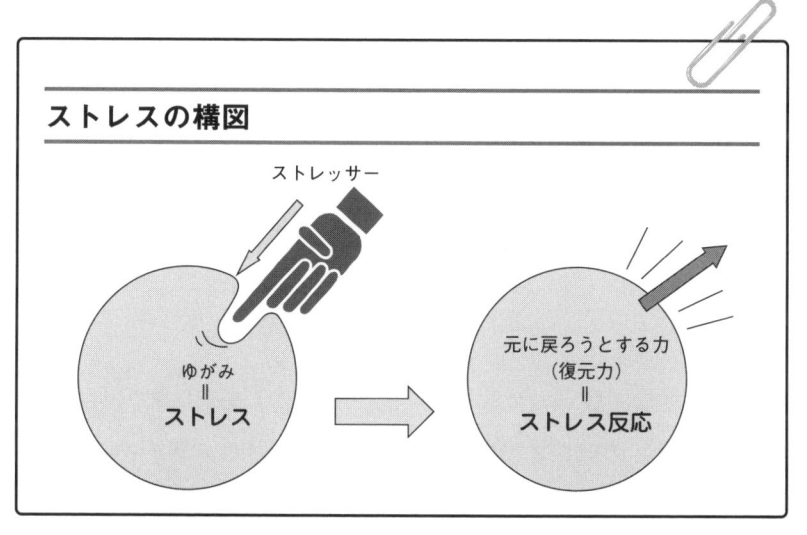

```
        ストレッサー
           ↓
    ┌──────────┐         ┌──────────┐
    │  ゆがみ   │         │元に戻ろうとする力│
    │   ＝     │   ⇒    │  （復元力）   │
    │  ストレス │         │    ＝      │
    │          │         │ ストレス反応  │
    └──────────┘         └──────────┘
```

　ストレスは刺激（ストレッサー）に対する反応としての緊張であり、歪みなのです。

　複雑な現代社会では、私たちは外部から絶えずさまざまな圧力を受けており、その圧力の種類は数え切れないほどです。圧力によって、ゴムボールを指で押した場合と同じように、私たちのからだやこころにも歪みが生じます。

　その圧力が強すぎたり、あまりにも長く継続したりすると、ゴムボールが破裂するように、私たちのこころやからだも悲鳴を上げ、病気になってしまうのです。

　私たちの心身にストレスを引き起こすストレッサーには、いろいろな種類の刺激があります。主な種類としては、
●物理的要因：光、音、温度（寒冷・暑熱）、放射線など
●科学的要因：有機溶剤、食品添加物、たばこ、アルコールなど
●生物学的要因：細菌、ウィルス、かび、ダニ、花粉など
●社会的要因：職場の問題、失業、家族の問題、戦争など
があげられます。

職場のストレス対策

　リーダーは、職場のストレス対策において重要な役割を担います。こころの病とストレスには密接な関係があるため、職場のさまざまな条件から生じるストレスを未然に防止したり、問題が起きた場合はいち早く解決する役割が求められるからです。

　NIOSH（National Institute for Occupational Safety and Health：アメリカの労働安全衛生研究所）は、職場のストレス要因と疾患をモデル図（**右図**）で示しています。これは、ストレスが生じるとどのように問題が発展するのかという、基本的な考え方を示したものです（たとえば、職場にストレスが生じると、時間が経つにつれて、仕事の能率が上がらなくなる、不満が出てくる、事故や休みが増えるなどのストレス反応状態になり、それを放置しておくと病気になる、といったもの）。

職場の3つのストレッサー

　職場の代表的なストレス要因として、照明・採光の明暗、冷暖房温度の高低などの物理的な要因のほか、近年は社会的・心理的要因（対人関係や仕事の進め方など）が問題になっています。

　代表的なものを3つ取りあげてみます。

　ひとつ目は、役割葛藤です。

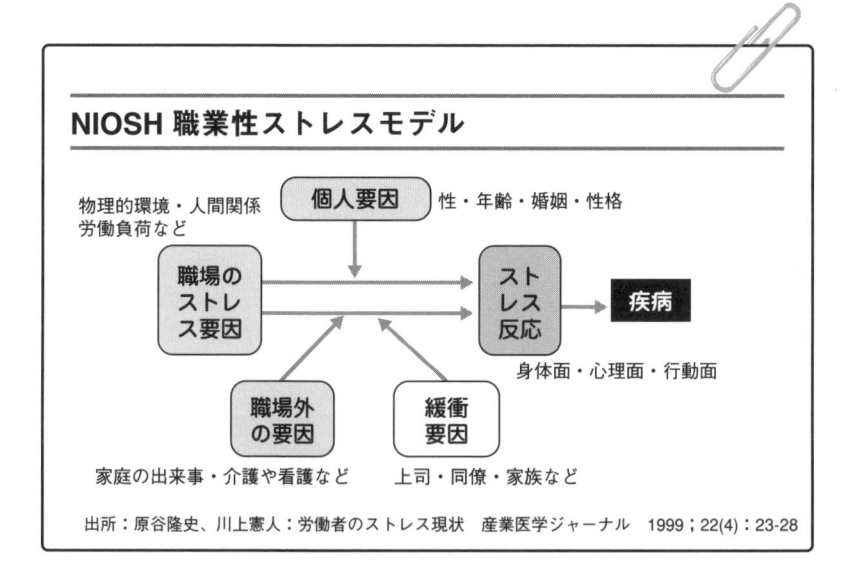

NIOSH 職業性ストレスモデル

物理的環境・人間関係
労働負荷など → 職場のストレス要因

個人要因 … 性・年齢・婚姻・性格

職場のストレス要因 → ストレス反応 → 疾病

ストレス反応：身体面・心理面・行動面

職場外の要因：家庭の出来事・介護や看護など
緩衝要因：上司・同僚・家族など

出所：原谷隆史、川上憲人：労働者のストレス現状　産業医学ジャーナル　1999；22(4)：23-28

　たとえば、上司から相反した指令が出たために起こる職責上の葛藤などがそれです。
　2つ目は、職務の不明瞭です。
　職務が明確である外資系企業と比べて、日本企業では、職務が必ずしも明確になっているわけではありません。果たすべき仕事は何で、どのように仕事を進めていけばいいのかわからない、といったこともストレッサーになります。
　特に新入社員は、この職務不明瞭に悩むようです。なんとなく尋ねづらい、一度質問したから再び質問するのははばかられる、といってストレスを溜めることが多いようです。
　3つ目は、対人関係の葛藤です。
　リーダーは、こういった問題にメンバーたちが陥りやすいということに認識を深めながら、職場のさまざまなストレス要因を改善していくことが求められます。同時に、ストレスに伴って問題を起こしそうなメンバーをサポートすることも大切です。

こころの健康診断を取り入れよう！

『こころの健康診断』は健康へ向かうための"地図"

　私たちは身体面の健康については、毎年、定期健康診断や人間ドッグを受けています。そこで「健康度」が測定され、健康のレベルに応じて健康維持・増進のためのアドバイスがなされ、健康づくりのための努力が促されます。

　つまり、定期健康診断や人間ドッグは、単に病気の早期発見・早期治療という後追い的なものではなく、健康の維持増進に積極的に取り組むための啓発（動機づけ）になっています。

　精神面の健康も同様に、事実や実態の把握があってはじめて的確な「こころの健康づくり」に着手できます。社員一人ひとりが自分のこころの健康状態に気づき、職場のストレス要因を把握できることで、メンタルヘルスを積極的に進めるための啓発となるのです。

　『こころの健康診断』の結果は、健康という山（風通しのよい職場づくり）に向かって歩いていく場合に必要となる地図のようなもので、地図があれば健康という目標へ、迷うことなく効率よく到達することができます。『こころの健康診断』は、そのための第一歩であり、目標への動機づけになるのです。

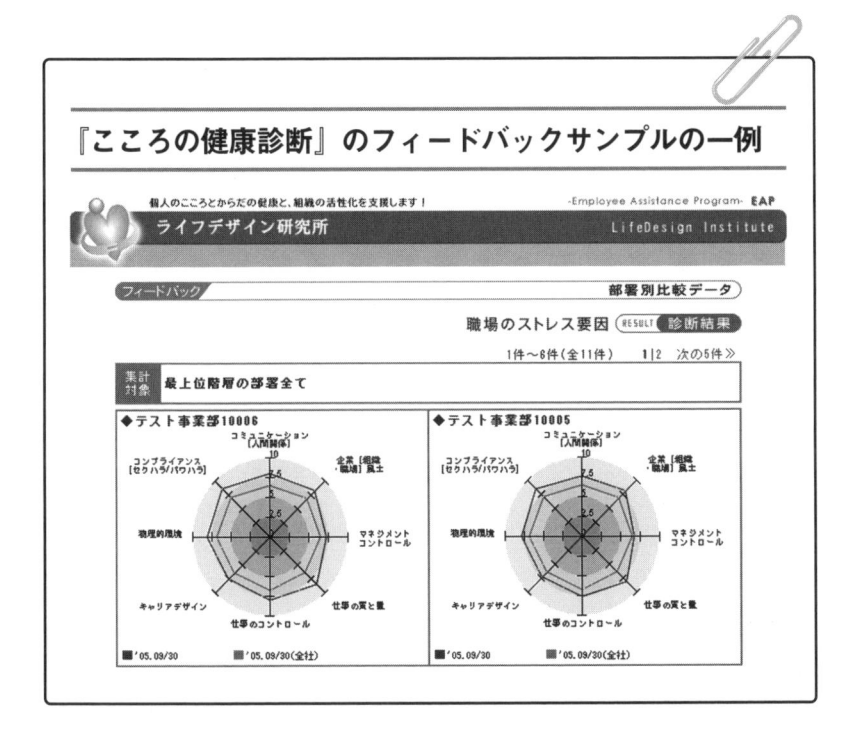

『こころの健康診断』のフィードバックサンプルの一例

『こころの健康診断』の3つの機能

①こころの健康状態が現在どのレベルにあるかを把握できる

こころの状態が、健康なのかどうなのかの情報が得られるため、初期の段階で病気が発見されることがあり、早期治療への道を開くことができる。

②診断の結果がどうであれ、健康への理解、関心が高まる

本人が自己の健康レベルを強く自覚することによって、主体的に健康に取り組むようになる。

③「集団特性」に応じた指導や改善が可能

部署別、性別、年齢別、職種別、階層別などの集団特性をつかめるので、適切なメンタルヘルス対策を打つことができる。

リーダー自身のセルフケア

リーダーの精神的不健康はメンバーのストレス

　リーダーといえども人間である以上、健康を損なうこともあれば、悩みもあるはずです。ましてやリーダーは、メンタルヘルス活動ばかりか一般業務推進の中心的役割を果たしているのですから、その身には多忙と重責がのしかかります。

　明るく活力のある職場であるためには、リーダーがまず健康であることが不可欠です。リーダーが毎日暗い顔をしていれば、職場全体から明るさが失われてしまうことはいうまでもありません。

　「リーダーの精神的不健康はメンバーのストレス」――リーダーは、このように自覚し、自分自身のケアにも配慮が必要です。

　ここでは、リーダー自身のセルフケアをテーマとします。

　では、あなた自身のストレス状態をチェックしてみましょう。最近1ヵ月～2ヵ月を振り返って、あてはまるところにチェックをしてください。

　右のストレス・チェックリスト（SCL）は身体的な質問を中心に問いながら、心身のストレス状態を測ろうとしている点が特色です。

ストレス・チェックリスト（SCL）

- □ 1. よく風邪をひくし、風邪が治りにくい
- □ 2. 手足が冷たいことが多い
- □ 3. 手のひらや、脇の下に汗をかくことが多い
- □ 4. 急に息苦しくなることがある
- □ 5. 動悸をうつことがある
- □ 6. 胸が痛くなることがある
- □ 7. 頭がスッキリしない（頭が重い）
- □ 8. 目がよく疲れる
- □ 9. 鼻づまりをすることがある
- □ 10. めまいを感じることがある
- □ 11. 立ちくらみしそうになる
- □ 12. 耳なりがすることがある
- □ 13. 口のなかがあれたり、ただれたりすることがある
- □ 14. のどが痛くなることが多い
- □ 15. 舌が白くなっていることがある
- □ 16. 好きなものでもあまり食べる気がしない
- □ 17. いつも食べ物が胃にもたれるような気がする
- □ 18. 腹がはったり、痛んだり、下痢や便秘をすることがよくある
- □ 19. 肩がこりやすい
- □ 20. 背中や腰が痛くなることがよくある
- □ 21. なかなか疲れがとれない
- □ 22. このごろ体重が減った
- □ 23. なにかするとすぐ疲れる
- □ 24. 朝、気持ちよく起きられないことがよくある
- □ 25. 仕事（主婦業、勉強）をやる気が起こらない
- □ 26. 寝付きがわるい
- □ 27. 夢をみることが多い
- □ 28. 深夜に目がさめたあとなかなか寝つけない
- □ 29. 人と会うのがおっくうになってきた
- □ 30. ちょっとしたことでも腹がたったり、イライラしそうになることが多い

出所：日本大学　心療内科

（結果は次ページ）

1～ 5個…ほぼ問題はありません。
 6～10個…軽いストレス状態にあります。
 11～20個…本格的なストレス状態に陥りつつある状態です。
 21個以上…すでに日常生活に支障をきたしていることが多いと思われます。専門医に相談されることをお勧めします。

 ストレスの初期には、
 2．手足が冷たいことが多い
 7．頭がスッキリしない（頭が重い）
 8．目がよく疲れる
 10．めまいを感じることがある
 11．立ちくらみしそうになる
 17．いつも食べ物が胃にもたれるような気がする
 19．肩がこりやすい
 20．背中や腰が痛くなることがよくある
 24．朝、気持ちよく起きられないことがよくある
 27．夢をみることが多い
 などに当てはまる人が多いようです。これらの症状は、本格的なストレス状態になる前の警告と考えてよいでしょう。

 一方、
 18．腹がはったり、痛んだり、下痢や便秘をすることがよくある
 21．なかなか疲れがとれない
 23．なにかするとすぐ疲れる
 30．ちょっとしたことでも腹がたったり、イライラしそうになることが多い

などの項目は、慢性的にストレスを感じている人の半数以上が答えたものです。

あなたのストレスレベルはいかがでしたか？　自分で自分のことを振り返ることは一般的ですが、自分が周囲にどのように映っているかも重要な情報です。本人が無自覚であっても周囲が状態に気づいてあげられれば、病気になる前にストレスに対処することが可能となります。

このようなストレスチェックを習慣化することで、早めに自分のストレス状態に気づき、対処することができます。

また、チェックリストをつけなくとも、私たちは、日頃からストレスを自覚しているものです。その症状として、

・眠れない、朝も早く目覚めてしまう
・タバコの量が増えたり、深酒をしたりする
・いつもならできることができず、自分が不甲斐ないと感じる
・疲れやすく食欲がない（身体の調子がなんとなく悪い）
・気力がなく、何をするにも億劫
・考えがまとまらず、堂々巡りばかりする
・失敗、悲しみ、失望などから、いつまでも立ち直れない
・理由もなく息が苦しくなったり、今にもどうにかなりそうだ
・いつも緊張していて、手が震える

など身体面、行動面、心理面など、人によってストレスの兆候はまちまちですが、自分のシグナルに気づくことから、ストレス対処（こころの健康の維持増進）がスタートします。

PART 2　早期発見・早期治療のためのラインによるケア

さまざまなストレス反応

　ストレスを起こすきっかけとなる刺激を「ストレッサー」ということはすでにご説明しました。ストレッサーにはさまざまな種類があります。職場なら、仕事上の失敗、重い責任の発生、仕事の質と量の変化、役割・地位の変化、人間関係のトラブル――など。職場以外では、病気や家庭内不和、家族・友人の死や病気、金銭問題、転居などがあげられます。

ストレスと自信は表裏一体

　同じストレッサーでも、人によってストレス反応の起こり方が違っていたり、ストレス反応そのものが起きたり起きなかったりという違いがあります。

　たとえば、ストレス耐性が低い人は、自信欠乏状態がよく見られます。ストレスに陥ったとき「将来もうまくいかないのではないか」「自分にはどうすることもできない」などと悲観的にものごとを捉えやすく、それを改善しようと思っても、自分にはとてもできそうにないと捉えて、ストレスを強く感じてしまうのです。

　ストレスを感じやすいことと自信は表裏一体の関係にあり、自信がないとストレスは強く、長く続きますが、自信を持って改善に向かっていく姿勢があれば、同じ程度のストレスでも軽くなるか解消

> ワークシート **あなたのストレッサーは?**
>
> **Q1** あなたをイライラさせたり疲れさせるものには、どのようなものがありますか?
> 日頃の生活を振り返って、書き出してみてください。
>
>
>
> ワークシート **ストレス反応への対処**
>
> **Q2** 上記のストレッサーに対して、どのように対処しましたか?
> 具体的に書き出してみましょう。
>
>

に向かいます。「なんとかなる!」「できるにちがいない!」といった、日常のさまざまな問題を解決する自分の能力に対する自信を「セルフ・エフィカシー(自己効力感)」と呼びます。このセルフ・エフィカシーの度合いがストレスの対処力の差としてあらわれるのです。

　ライフデザイン研究所では、セルフ・エフィカシーを高めるひとつの方法として、認知行動心理学を紹介しています。認知(ものの見方や考え方)が柔軟的、現実的になることによって、悲観的な見方から肯定的にものごとを捉えられるようになります。

ストレスは人生のスパイス

ストレスには「よいストレス」と「悪いストレス」がある

　ストレスとは刺激に対する反応ですから、その反応には、よい反応もあれば、悪い反応もあります。つまり、ストレスには「よいストレス」と「悪いストレス」があるということになります。

　「よいストレス（eustress）」とはたとえば、目標、夢、スポーツ、よい人間関係など、自分を奮い立たせてくれたり、勇気づけてくれたり、元気にしてくれたりする刺激とその状態です。

　こうした「よいストレス」が少ないと、人生は豊かになりません。ストレスが適当な量でうまくコントロールできている時には、能率があがり快適に過ごすことも可能です。周囲からまったく期待されない状況では、モチベーションを維持することが困難になります。

　前出のセリエ博士は、「ストレスは人生のスパイスである」と言っています。適度なストレスは人生に変化を持たせ、生きていく活力を生み出してくれるという意味です。

　反対に「悪いストレス（distress）」とは、たとえば、過労、悪い人間関係、不安など、こころやからだが苦しくなったり、嫌な気分になったり、やる気をなくしたり、まわりの人に何らかの迷惑を及ぼす行動をとってしまう刺激とその状態のことをいいます。

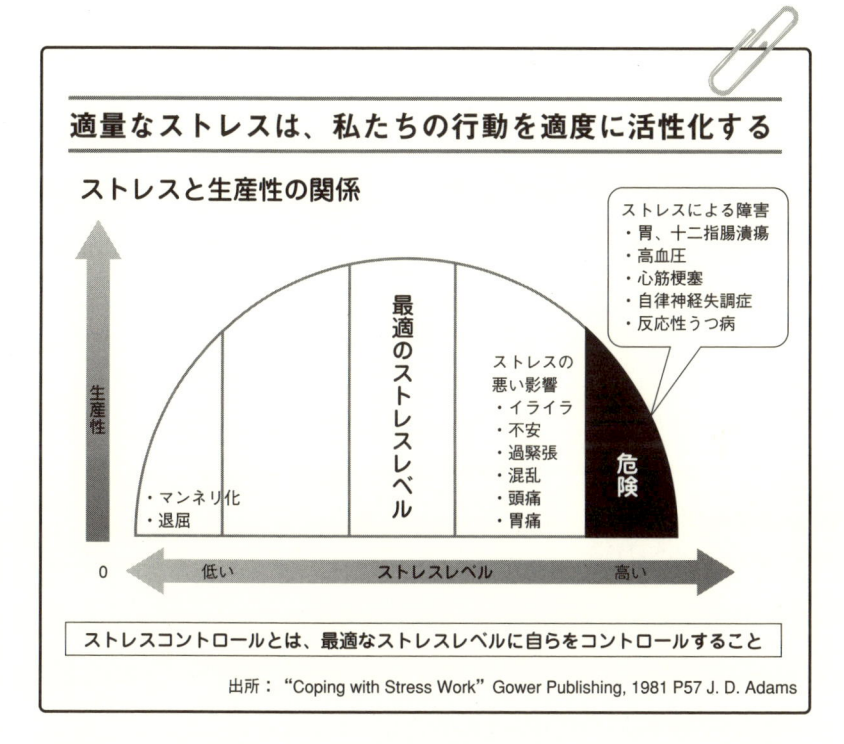

適量なストレスは、私たちの行動を適度に活性化する

ストレスと生産性の関係

- 縦軸：生産性
- 横軸：ストレスレベル（低い ←→ 高い）
- 左端：・マンネリ化 ・退屈
- 中央：最適のストレスレベル
- 右寄り：ストレスの悪い影響
  - ・イライラ
  - ・不安
  - ・過緊張
  - ・混乱
  - ・頭痛
  - ・胃痛
- 右端：危険
- 吹き出し：ストレスによる障害
  - ・胃、十二指腸潰瘍
  - ・高血圧
  - ・心筋梗塞
  - ・自律神経失調症
  - ・反応性うつ病

ストレスコントロールとは、最適なストレスレベルに自らをコントロールすること

出所："Coping with Stress Work" Gower Publishing, 1981 P57 J. D. Adams

　たとえば、もしサッカーに試合がなかったら、どうなるでしょう。試合という目標があるからこそ練習に熱が入りますし、仲間のアドバイスにも耳を傾け、悪い点を修正しようと努力します。

　さらに試合での経験や失敗が次の課題や練習のテーマになります。勝ったり、評価されれば、ステップアップとなり、さらに技能が向上します。

　適度な「よいストレス」を持つようにし、その一方で「悪いストレス」はできるだけ少なくしたり、何とかそれに対処していくこと（ストレスを解消する、受けとめ方を変える、など）が大切です。

　私たちには、過少でも過剰でもない適量なストレスは必要不可欠です。上図の通り、適量なストレスは私たちの行動を適度に活性化し、生産性を高め、快適で張りのある生活を可能にしてくれます。

こころの病気（精神疾患）の正しい理解

　ストレスがもとになって起こる病気は数多くあります。むしろ「すべての病気はストレスと多少なりとも関係がある」といってもいい過ぎではないかもしれません。

　ストレスと密接な関係があることが知られている健康障害を一括して特に「ストレス関連疾患」（図を参照）と呼ぶことがあります。この他にも、独立した病気としてではなく主に精神的な病的状態といえる職場不適応や燃えつき症候群などといったものもあります。

　ここでは特にストレスで問題となる病気や状態を紹介します。

①心身症

　こころに何らかの要因があって、からだの症状が前面にあらわれた病気に付けられた総称で、ひとつの独立した病名ではありません。右の図にあげた病気の他に糖尿病や夜尿症、アトピー性皮膚炎、眼精疲労、月経困難症など多くの病気が関係してきます。心身症にかかっている方はストレスや心理的要因をはっきりと自覚しないまま、単に身体的症状のみを気にして病院を訪れることもあります。

②神経症

　いわゆるノイローゼのこと。不眠や不安感、抑うつ感、いらつき、疲労脱力感といった自覚症状が過剰にあらわれ、仕事や社会生活など通常の生活に問題が生じるようになったものをいいます。たとえ

ストレス関連疾患

1. 心身症群──身体の病気
   胃・十二指腸潰瘍、潰瘍性大腸炎、過敏性大腸症候群、神経性嘔吐、本態性高血圧、（神経性）狭心症、過換気症候群、気管支喘息、甲状腺機能亢進症、神経性食思不振症、片頭痛、筋緊張性頭痛、書痙（しょけい）、痙性斜頸（けいせいしゃけい）、関節リウマチ、腰痛症、頸肩腕症候群（けいけんわん）、原発性緑内障、メニエール症候群、円形脱毛症、インポテンス、更年期障害

2. 神経症群──不安を中核症状とする心因性の病気
   心臓神経症、胃腸神経症、膀胱神経症、神経症、不眠症、自律神経失調症

3. うつ状態──神経症的抑うつ状態、反応性うつ病

4. その他、「神経性○○」と診断されたもの

ば、心臓の鼓動が普通より早く感じられ、いつ心臓が止まってしまうかという不安をぬぐい去れず、そのことが頭から離れないために日常生活に支障をきたしてしまうものを特に不安神経症と呼びます。

③抑うつ状態

　抑うつ状態は朝から気分がすぐれず、何事にも意欲がなくなり、物事を悲観的にばかり考え、判断や決断ができにくくなります。疲れていても熟睡できない、食欲がないといった症状があらわれます。このような症状を自覚すると、やがて「自分はダメだ」「生きている望みもない」などと考えてしまいます。周りから「怠けている」「努力が足りない」などと思われて、「しっかりしろ」「もっとがんばれ」などと励まされると、そのことがかえって重荷となって、ますますうつうつとしてしまうことがあります。

うつ病は「こころの肺炎」

うつ病と通常の落ち込みとは違う

　うつ病は「心の風邪」といわれています。誰でも経験しうる病気なのでそう呼ばれているのですが、その比喩の軽さとは裏腹に、うつ病は心身ともに非常につらい状態です。緊急性がともなう分、「心の風邪」より「心の肺炎」というほうが適切かもしれません。
　うつ病を「心の風邪」と軽く捉え、放っておいても治ると考えるのは禁物です。うつうつとした気分になることは誰でもありますが、ただの落ち込んだ気分と、そこから自力で抜け出せなくなっている状態とを見分けるためにも、うつ病に関して正しい知識をもつことが必要です。

　もともと"うつ"とは、仕事に対してやる気がなくなったり、それまで大好きだったものにさえ喜びを感じられなくなったりという、いわゆる"気分が落ち込んだ"状態のことを指します。
　このような気分の落ち込みは、健康な人でも日常的に何度も経験しますが、たいていの場合、「クヨクヨしてもしょうがない」と気持ちを切り替えたり、「次はこうしよう！」と割り切ったりして、次の行動に進んでいけるものです。

内因性うつ病と抑うつ神経症の相違点

	内因性うつ病	抑うつ神経症
病前性格	メランコリー親和型 執着気質、環境気質	神経症的（特に未熟、依存的傾向）
日頃の健康	周期以外はよい	いつも悪い
うつ病の家族歴	ある	ない
誘因	ないか弱い	はっきりして強い
うつ病の質	異常なメランコリー	正常者の意気阻交
うつ症状の広がり	少ない	多い
不安症状	弱い	強い
神経症症状	弱い	強い
日内変動	ある（朝に症状が強い）	はっきりしない（むしろ夕方に悪い）
罪悪感	強い（自罰的）	ない（他罰的）
抗うつ剤の反応	よく奏功する	奏功しないこともある

　ところが、そうした気持ちの切り替えや割り切りができなくなり、気持ちが落ち込んだままになってしまうことがあります。

　"うつ病"の専門家の助けが必要とされるのは、このような場合です。

　"うつ病"や"うつ"のほかに"うつ状態""抑うつ状態"などの表現が使われることもありますが、意味的にはどれもほとんど変わりはなく、基本的に「精神的なエネルギーが低下した状態」を指しています。

　うつ病を「心の風邪」と捉えると、軽く考えてしまい、治療が後手に回ることさえあります。うつ病は「心の肺炎」と捉え、軽く考えて放っておかず、早期に対処しましょう。

うつ病の特徴的な9つの症状

　うつ病は、専門的には「感情障害」もしくは「気分障害」の一種とされていますが、その症状は決して気のせいではありません。さらに、気分の落ち込みばかりではなく、感情の起伏が激しくなったり、衝動的になったり、不安がつのったり、焦りが生じたり……と、さまざまな症状を伴うこともあります。

①抑うつ気分

　うつ病の人の多くは、"憂うつ""悲しい""落ち込んでいる""希望が感じられない"などの抑うつ的な気分を訴えます。逆に、落ち込んだ状態が前面にあらわれず、むしろ外に対する攻撃的な態度を示す人もいます。

②興味や喜びの喪失

　抑うつ的な気分のために、何をやっても面白く感じられなくなります。どんなに気分が落ち込んでも、飲みに行ったり、休日に趣味の時間をもてるうちはまだ安心です。

　うつ病になると、それさえできなくなってしまいます。ふだんなら熱中するような興味や娯楽にも無関心になり、大好きだったはずのものごとが面倒になります。女性であれば、化粧をする気さえ失

せてしまったりします。

③急激な食欲の増減

　うつ病では、通常、食欲も減退します。"何を食べても砂をかむような感じ"になり、無理をして食べている人をよく見かけます。それとは逆に、甘いものや炭水化物など、特定の食べ物ばかり暴食する方もいます。
　このような極端な食欲の変化も影響して、短期間に急激に体重が増えたり減ったりすることがあります。目安としては、1ヵ月に体重の5％以上が増減した場合には、注意が必要です。

④不眠または睡眠過多

　不眠などの睡眠障害を訴える人も少なくありません。夜中に目覚めてひと晩中眠れない中途覚醒や、早朝に目が覚めてしまい眠れなくなったりする早朝覚醒はうつ病の典型的な症状ですが、なかなか寝つけない"入眠困難"や睡眠時間が長くなりすぎる"過眠"のケースもあります。

⑤精神運動の問題

　傍目でみてもわかるほど、著しい行動の変化が認められることがあります。異様にからだの動きが鈍くなったり、口数が減ったり、応答するまでの時間がかかったりします。また、それとは逆に、強い焦燥感のために、じっと座っていられなくなってイライラ足踏みをしたり、落ち着きなくからだを動かしたり、非常におしゃべりになったりするケースもみられます。

⑥疲れやすさや気力の減退

　気力の低下や疲労感、倦怠感もうつ病の典型的な症状です。何をしようにも気力が生まれない、ひどく疲れるなどと訴えることもあります。こうなると、いくらがんばっても能率が上がらず、結果的に自分自身に対する情けなさをつのらせることになります。

⑦無価値感や罪責感

　日常的なとるに足らない失敗を自分の責任だと思い込んで苦しんだり、過去のささいな失敗を繰り返し思い悩んだり、不運な出来事についてすべて自分のせいだと思い込んだりすることがあります。

⑧思考力・集中力の減退や決断困難

　考えたり、集中したりすることがむずかしくなり、他人からみればたいしたことでなくても、決断できなくなります。記憶力の減退や注意力の低下を訴える場合もあり、仕事の能率が落ちたりします。

⑨死についての反復思考や自殺念慮・自殺企図

　うつ病が重くなると、「死んだほうがまし」「消えてなくなりたい」などと自殺のことが脳裏をよぎったり、繰り返し考えたり、実際に自殺を図ったりすることがあります。気持ちを抑制する力も弱くなっているため、ふだんなら考えられないような大胆な行動に出てしまうことがあります。「死にたいと口にする人ほど自殺に走らない」といわれるのは間違いで、むしろ死を口に出すほど当人が苦しんでいるのだと受けとめる必要があります。

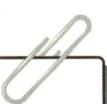

うつ病、うつ状態が疑われる時のチェック項目

- ☐ 1. この2週間、いつも憂うつな感じがしたり、気持ちが沈んだりしている
- ☐ 2. この2週間、いろんなことに興味がなくなったり、楽しめなくなっている
- ☐ 3. 食欲が減少、または増加した。意図しないのに体重が減少または増加した
- ☐ 4. 毎晩寝つきが悪かったり、夜中や早朝に目が覚めたり、逆に遅くまで寝ている
- ☐ 5. 話し方や動作が緩慢になり、イライラして落ち着きがなく、静かに座っていられない
- ☐ 6. いつも疲れを感じたり、気力がないと感じたりする
- ☐ 7. いつも自分に価値がないと感じたり、または罪の意識を感じたりする
- ☐ 8. いつも集中できなかったり、すぐに決断ができなかったりする
- ☐ 9. 自分を傷つけたり、死んでしまいたいと繰り返し考える

1、2のどちらかもしくは両方を含み5項目以上に該当

PART 2 早期発見・早期治療のためのラインによるケア

キーワードは2週間

　働き盛りのビジネスマンであれば、上の症状には多少の心当たりがあることでしょうが、すぐにうつ病というわけではありません。重要な決め手は2つあります。

　上図の症状のうち5つ以上当てはまり、なおかつその状態が2週間以上にわたって続いている場合には、うつ病と診断されます。

　2週間という数値が重要です。日常生活で嫌なことがあっても、1日か2日、せいぜい1週間、長くても10日ほどあれば、ふつうは気持ちの落ち込みから回復できるからです。

　精神的に打撃を受けるような事態に遭遇したとき、2週間以上同じ強さの苦痛が続く、あるいはしだいに強まってくるようであれば、注意が必要です。

メンタル不調者への対応

　精神的に不調な人に対しては、こころの重荷を軽くしてあげるのがいちばんです。「疲れがたまっているのかな？」「何か悩んでない？」など、よく話を聴いてあげることです。話し合うときには、次の点に気をつけながら、支えてください。

●まず休養をとらせる
　自分の能力以上の仕事を抱え込んでいる場合は、休ませることが先決です。からだをこわせば、何の得にもならないことを説明して、仕事をほかに割り振るようにします。納得しないときは「疲れているから休んだほうがよい」と説得してみましょう。
●相談の内容は、ほかの人にはもらさない
　こころの不調を感じていても「周囲にバレたら恥ずかしい」などと本人は考えていることが多いものです。
　相談を受けるときは、内容を他人にもらさないことを約束するようにします。配置転換など上司に相談する必要がある場合でも、本人の了承を得てから上司に話すようにしましょう。
●アドバイスしようとしない
　相談を受けると、何かアドバイスをしなくてはと思ったり、叱咤激励、一般的な精神論などに走りがちです。しかし、それはかえっ

て逆効果です。こころの不調を抱えている人は、自分の話をただ聴いてもらい、つらい状況や苦しみをわかってもらえるだけで、気持ちが軽くなることが多いものです。リーダーが解決策を説いたところで、本人のこころの問題なので、あまり役には立ちません。

●アルコールは禁物

メンバーの気持ちが沈んでいるときに「仕事が終わったら、酒でも飲みながらゆっくり話を聞こう」と誘うリーダーがいますが、避けるのが賢明です。こころが疲労しているときは、負担になります。アルコールは交えずにコミュニケーションをとるようにしましょう。

●重大事項の決定は先送りに

ストレスに耐えられずに「うつ病」になると、否定的な考え方をしたり、会社を辞めるなどと言うこともあります。悲観的になっているので、退職や離婚など重大事項は、快復するまで決断させないようにします。「今は疲れているから、元気になってから決めても大丈夫だよ」と伝えましょう。

●専門スタッフや専門家の助言を勧める

様子がおかしいと思われる場合は、家族のサポートも重要になってきます。

職場での現状を家族に話し、これからどのように対応していくかを話し合っておきましょう。必要であれば、メンタルヘルスの専門家への相談や診察を仰ぐように助言していきます。

また、安心して治療ができるように、休職や復職の手続き、周囲への理解を深めておくことも必要です。

専門医に相談する

　精神疾患の専門科は、精神科と心療内科です。
　基本的には、精神症状で悩んでいる場合には精神科、ストレスによる身体症状で悩んでいる場合には心療内科を受診します。ただ、うつ病、不安障害などは心療内科でも診察します。また、最近では、メンタルクリニックなどの看板を掲げている個人病院でも、精神疾患を扱うところが増えています。
　心療内科はかつて、内科医が標榜していましたが、今では精神科医が敷居を低くするために掲げていることも多いようです。また、病院に対する偏見や抵抗が少ないだろうという利用者への配慮から、精神科という響きを避けるために「神経科」を使用していることもあります。
　初めて受診するときは、電話で専門分野を確認するとともに、予約の有無も確認しておきましょう。

医師は重要なサポーター

　「どこかに自分に合う先生はいないか」とあちこちの病院を訪ねて、少し薬をもらっては通院をしなくなる、いわゆる"ドクターショッピング"を繰り返す人がいますが、これでは、どんな名医でも病気を治すことができません。

専門医を評価するポイント

- □ 病状や対応の仕方などについてよく説明してくれる
- □ 話をよく聴いてくれる
- □ 治療内容を説明してくれ、投薬だけが続くということがない
- □ 薬の説明をしっかりしてくれる（作用、副作用、どれくらいの期間飲めばよいのかなど…）
- □ 職場の状況に関心をもち、会社の対応などについてのアドバイスをもらえる
- □ セカンドオピニオン（他の医師）の診断も積極的に勧めてくれる
- □ 担当医が決まっている
- □ プライバシーを尊重する医療環境（診察室など）

　精神疾患の治療で必要なものは、どれだけ相手のことを理解してくれる医師かということです。

　うつに陥っているときは、不安感が先に立って、言いたいことがまとまらなかったり、うまく伝えられなかったり、どうしてもまわりくどい話し方になりがちです。そんなときでも、相性がよければ、きちんと気持ちを通わせて、情報交換することができます。

　うつ病は再発傾向のある病気なので、病状や治療の経過をよく知っている主治医をもち、信頼できる医師のもと、じっくりと腰をすえて治療に専念することが大切です。

　なかなか病気が改善しないからといって複数の病院や医師を転々とすることは間違いです。本当に自分に合った医師と出会うのはむずかしいかもしれませんが、何人か医師の診察を受けて、様子をみるのもよいでしょう。かかりつけの医師から専門家を紹介してもらうのもひとつの方法です。

こころを落ち込ませないための「3C」

こころを落ち込ませないためには、コグニション（認知、ものの見方や考え方）、コミュニケーション、コントロールの「3つのC」が役立ちます。つまり、考え方を柔軟にすること、人づき合いや人間関係を大事にすること、自分らしく行動しているという感覚を持てるように生活することが大切なのです。

ものの見方・考え方を柔軟にする

認知というのは、私たちの現実の受けとめ方のことです。私たち一人ひとりは、同じ空間に存在していたとしても、同じように現実を受け取っているわけではありません。それぞれが自分なりのパターンで現実を受け取り、自分なりの世界をつくり出し、その世界の中で暮らしているのです。

そうした自分なりの世界が現実とあまり違わない間はいいのですが、それが急に違ってくると、こころが苦しくなります。特にストレスが強い生活をしていると、視野が狭くなって、悪いことばかりに目が向いて、辛くなってきます。そうしたときに、どれだけ広い視野を持てるかで、辛さはずいぶん違ってきます。そうした視点の転換ができるかどうかで、気分は変わってきます。

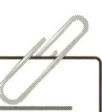

> ## 3つのC
>
> **C**ognition（認知…ものの見方・考え方を柔軟にする）
> **C**ommunication（人づき合いや人間関係を大事にする）
> **C**ontrol（自分らしく行動しているという感覚を持つ）
>
> ---
>
> ## ものごとを柔軟に考えるための3つの問い
>
> 「そう考える根拠はどこにあるのか」
> 「だからどうだというのだ」
> 「別の考え方はないのだろうか」

　物ごとを柔軟に考えるための方策としては、以下の3つの問いが便利です。

・「そう考える根拠はどこにあるのか」
・「だからどうだというのだ」
・「別の考え方はないのだろうか」

人づき合いや人間関係を大事にする

　家族、友人、上司同僚など、公私の人間関係はこころのサポートのために大切なものです。思わぬ助言をもらったり、そのような人たちの手助けで、活路が開けることもあります。会話をしているうちにそれまでの思い込みから開放されるということは、私たちが日常的に体験していることです。

　コミュニケーションはまた、言葉にならないところで私たちの気持ちを和らげてくれます。何も話さなくても親しい人と一緒にいるだけで不思議と気持ちが穏やかになっていくことがよくあります。

このように、他の人たちとふれ合い、気持ちを切り換え、和らげていくことで、私たちは自分を取り戻すことができるようになります。自分ひとりで何とかしなくてはと考えて力んでいた世界からふっと離れて、現実の中にいる自分を見ることができるようになります。
　落ち込んでいるときなどは、引っ込み思案になりがちですが、苦しいときは、勇気を出して、手助けを求めたり、客観的な意見などをもらうようにしましょう。

自分らしく行動しているという感覚を持つ

　「自分をコントロールしているのは自分でない」と考える状況にいると、いつも不安な気持ちから逃れられなかったり、仕事に追われているような気になり、落ち込みやすくなります。
　自分の時間をどうコントロールするか、仕事をどうコントロールするかなど、自分が主体的に動けるための方策を考えるようにしましょう。
　また、不安な気持ちをコントロールするために、どのような場面で、どのくらい不安になるのかを記録にとるなどして直視すると、コントロール感覚が育ってきます。

　セルフケアの詳しい説明は別の機会に譲るとして、筆者が主宰するライフデザイン研究所では、『健康とは環境の変化に適応し、自分の能力を十分に発揮している状態』と捉えています。半健康状態（多少の病気）であっても、多少の悩みを抱えていても、そのことに気づいて（自覚していて）、そして、そのことに対処しようとしていることは健康なのだと考えています。

セルフケアのキーワード

Strok …… ストローク "心の栄養素"

Time Management …… 時間管理　向上心　忙＝心を亡くす

Relax …… リラックス（呼吸、音楽など）

Efficacy Eat …… 自己重要感　バランスのとれた食事

Sleep Smile Sports …… 質の高い睡眠　笑顔　運動

Support …… 喜びや悩みを分かち合える仲間づくり

> ストレスをなくそうとするだけでなく、
> ストレスをコントロールしようとすることも大切！

　肝心なのは、見ないふり、知らないふりをせず、しっかりと自分の状態に気づくことです。そして、気づいたら、築き上げることに手抜きをしないことです。

　ストレスをなくそうとするだけでなく、ストレスにどう対処するか、その過程が健康づくりではないかと思うのです。

ラインによるケア
(リーダーに期待すること)

　職場でのリーダーの役割は、経営上与えられた業務を遂行し達成することです。そのためには、働きやすい環境づくりに心がけ、適切な業務命令を発し、一人ひとりがイキイキと働けるように配慮することが大切です。

職場環境の改善

　働く人のこころの健康には、職場環境や仕事の内容などが影響を及ぼします。リーダーは、常にこれらの問題点を把握し、改善することによって、良好な職場環境を維持するよう努めなければなりません。
　このためには、職場巡視や作業結果の報告、メンバーから意見聴取した内容、あるいはストレスに関する調査の結果などを通じて、具体的な問題点の把握に努めるとともに、それらの改善のために衆知を集め、職場環境、仕事の内容の見直し、そして組織の見直しなど、幅広い観点からの対策を講じることが期待されます。
　効果を定期的に把握し、必要があれば、さらに効果的な対策を考え、進めるようにして、職場全体が善循環サイクルを回せるようにする責務があります。

リーダーに求められること

○ 職場環境の改善
○ 各メンバーへの配慮と相談対応
○ メンバー一人ひとりを知る
○ 細かい変化を見逃さない
○ 必要に応じた対応を迅速に

個々のメンバーへの配慮と相談対応

　リーダーは、個々のメンバーの能力や経験、そして日々の様子などをよく知った上で、過度な疲労、心理的負荷が生じないよう、仕事を命じ、適切な就業管理を行わなければなりません。

　そして、メンバーが過労と感じたり、強度の心理的負荷を負っていないか、また何か悩みごとを抱えていないかなどについて、関心をもつことが大切で、日常的にメンバーの話をよく聴き、何かあれば気軽に相談にのれるように心がけてください。

　場合によっては、事業場内産業保健スタッフや事業場外資源（事業場外でメンタルヘルスへの支援を行う地域の保健機関、専門家など）への相談・受診を勧めるなどの対応が求められます。

　次ページ以降に、メンバーのこころの健康問題に気づき、的確な対応を講じる上で参考となる点をご紹介します。

心の受信装置の感度を磨く①
ライフイベント（人生の出来事）

　私たちが感じるストレスの中で、光や音といった物質的な刺激よりも、社会心理的な刺激や日常的な刺激がより重要なストレッサーだといわれています。

　社会心理的な刺激の中でも、生活の変わり目で引き起こされたライフイベント、すなわち一生涯のうちで遭遇する出来事が私たちに大きな影響を及ぼすといわれています。

　人生が変化する（肉親の死・家屋の崩壊・結婚・子育て・老いた親の問題など）ことによって喜びごとや悲しみごとが増えると、より全体としてのストレスを増強したり軽減したりします。

　次のチェックリストはワシントン大学精神科トーマス・ホームズ教授（Holmes）と内科医リチャード・レイエ（Rahe）教授が作成した社会的要因とストレス値です。20年にわたり5000人を超えるさまざまな階層の人たちと面接し、身体疾患の発症に先立つ生活上の重要な出来事を43項目抽出しました。そして、結婚を50点としたとき、それぞれの項目の出来事は何点くらいのストレスに相当するかを評価し、こころの負担を数値化したものです。この中には、結婚や子どもの誕生など、めでたい項目も含まれていますが、それらもストレスの原因になります。

ライフイベント（人生の出来事）質問表

ここ1年間の出来事の中で該当する項目の□に✓印を入れ、合計得点を記入してください。

出来事	ストレス値	出来事	ストレス値
□配偶者の死	100	□子供の家庭離れ（結婚、入寮など）	29
□離婚	73	□義理の親族とのトラブル	29
□別居（単身赴任）	65	□特別な成功	28
□刑務所などへの収容、服役	63	□妻が働きはじめるか辞める	26
□親密な家族メンバーの死	63	□本人の進学または卒業	26
□けがや病気	53	□生活条件の変化（新築、環境悪化）	25
□結婚	50	□個人的習慣の変更（交際など）	24
□失業	47	□上司とのトラブル	23
□婚姻関係の調停	45	□労働時間や労働条件の変化	20
□退職・引退	45	□転居	20
□家族メンバーの健康上の変化	44	□学校生活の変化	20
□妊娠	40	□レクリエーションの変化	19
□性生活の困難	39	□宗教（教会）活動上の変化	19
□新しい家族メンバーの加入	39	□社会活動（社交）の面での変化	18
□勤め先の大きな変化（破産や合併）	39	□1万ドル以下の借金	17
□家計状態の大きな変化	38	□睡眠習慣の変化	16
□親密な友人の死	37	□家族が団欒する回数の変化	15
□転職や異動	36	□食習慣の変化	15
□配偶者とのトラブル	35	□長期休暇	13
□1万ドル以上の借金	31	□クリスマス	12
□借金やローンのトラブル	30	□ちょっとした法律違反	11
□仕事上の地位（責任）の変化	29	合計得点	点

出所：ホームズの社会的再適応評価尺度より抜粋

200～300点未満…半数以上の人々が心身に何らかの問題を生じやすい

300点以上…80％の人々がなんらかの病気になりやすい
（抑うつ症状に陥るなどの心身反応を引き起こす可能性が高い）

さて、あなたの合計得点は何点でしたか。たとえば、この1年間に結婚し、妊娠して子供が生まれた、というのでしたら、結婚の50点、妊娠の40点、新しい家族メンバーの加入の39点を加えて129点となります。

　この合計が150点〜199点では37％、200点〜299点では51％、300点をこえる人では79％が、その後2年間に病気になる可能性があるといわれています。300点に近づくと「うつ」と「心臓病」が多くなり、さらに点数が高くなると、「ガン」や「糖尿病」が多くなるといわれています。

　これはアメリカの文化圏で作られたものですから、そのまま私たちにあてはめるのは適当とはいえないかもしれませんが、一応の目安にはなると思われます。

　もし、あなたが300点を超えたなら、今後予測できる項目のうち来年に延期できるものがあれば延期し、中止できるものがあれば中止して、変化を少なくするような対策を考えてください。

　ここで特に注意してほしいのは、300点以上でも20％の人は発病しないということです。これはストレスを上手にコントロールできるならば、生活上のストレスが重なっても大丈夫ということです。

　また、ストレスは不幸なこと、悪い出来事ばかりでなく、喜ばしいことや嬉しい出来事のときにも起こることにも注意してください。職場においては、上司は部下のライフイベントに注意を向け、イベントの多い部下には、仕事の変化を避けたり、異動を延期するなどの配慮を心がけてください。私たちのこころの中を知ることはとても難しいことですが、部下とのかかわりを大切にし、部下のライフイベントに気づいておくことは、比較的容易なことだと思います。

たとえば、半年前にあなたのメンバー（部下のA君）がプロジェクトの成果をかわれ、東京支社から名古屋本社に栄転してきました。奥さんは引越と妊娠を機会に勤め先を退職し、その後、子供が生まれました。子供誕生を機会に新居を購入しました。

A君のライフイベント

- 特別な成功…28ポイント
- 転職や異動…36ポイント
- 仕事上の地位（責任）の変化…29ポイント
- 転居…20ポイント
- 妻が働きはじめるか辞める…26ポイント
- 新しい家族メンバーの加入…39ポイント
- １万ドル以上の借金…31ポイント
- 生活条件の変化（新築、環境悪化）…25ポイント
- （・睡眠習慣の変化…16ポイント）　　合計250ポイント

　さて、あなたがA君のリーダー（上司）だったら、どのような対処がとれるでしょうか。

　ひとり当たりの業務量が増えるビジネス環境の下、A君だけに仕事量を配慮することは不可能なのかもしれません。しかし、仕事量などで調整できない分、A君への気配り、目配りをかかすことなく接することが大切です。リーダーからのそうした心配り（関心）は緩衝要因（39ページ図を参照）となり、ストレスを軽減する働きをします。特に日頃のリーダーによる心理的なサポート（緩衝要因）は、ストレスへのクッションとなり、メンバーの心強い味方となります。

心の受信装置の感度を磨く②
メンバーの変化に気づく

　からだの不調と違い、こころの不調には本人も気づかない場合があります。また仕事の人間関係などで悩んでいても、それを打ち明けることができない場合もあります。

　共に働くメンバーのこころがストレスに蝕まれていくと、仕事のミスが増え、周囲の雰囲気まで悪くなってきます。

　以下のシグナルに該当するメンバーがいたら、声を掛け、話をしっかりと聴き、場合によっては専門医などにつなげてください。

　キーワードは、"いつもと違う"ということです。当然、メンバーがいつもと違うことに気づくためには、メンバーの日頃の言動に関心を寄せていることが大前提となります。

　他者のシグナルは、自分のこと以上にわかりやすいものです。すぐに「嫌なやつだ」「許せない」「役に立たない」と考えず、「何かの危険信号かもしれない」と捉えてみることが重要です。

　問題行動の背後に、メンバーが抱えているシグナルが潜んでいる可能性を考えてみましょう。

●仕事面の変化
- □　遅刻、早退、病欠、無断欠勤が増えている
- □　ケアレスミスや事故が多くなった

- ☐ 積極的に仕事をしない
- ☐ 整理整頓、後始末ができない
- ☐ 仕事の能率が悪い
- ☐ 理由もないのに、配置転換や退職の希望をする
- ☐ ものわすれが激しくなった
- ☐ 計算ミスが多くなった
- ☐ 自分の部署、能力、権限以上のことを行おうとする
- ☐ ていねいに仕事をしすぎて、はかどらない
- ☐ 細かいことにこだわるようになった
- ☐ 仕事中にそわそわして、落ち着きがない
- ☐ 職場をよく離れている
- ☐ 月曜日によく休む

●**言動・態度の変化**
- ☐ 身だしなみや態度がだらしなくなった
- ☐ おかしな服装をするようになった
- ☐ 動作が鈍くなっている
- ☐ 表情の変化があまりない
- ☐ 周囲に無関心になっている
- ☐ ひとりごとやひとり笑い、考え込むことが多い
- ☐ 妙なしぐさやクセが目立つようになった
- ☐ 話のまとまりが悪くなり、急に言葉が途切れたりする
- ☐ 活気がなく、憂うつそうにしている
- ☐ 自分を見失い、とりこし苦労ばかりする
- ☐ 過去の些細なことをいつまでも後悔している
- ☐ 気が大きくなってホラを吹いたり、急に自信家ぶる

- ☐ 金遣いが荒くなり、借金が増えている
- ☐ 酒ぐせが悪くなった
- ☐ 酒を飲み始めると止まらない
- ☐ よく二日酔いになる
- ☐ 朝から酒気を帯びている
- ☐ 嫌になった、つらい、死にたいなどとしばしば訴える
- ☐ 明るさがなくなり、暗い印象になった
- ☐ 被害者意識が強い

●対人関係での変化

- ☐ 口数が少なくなり、つき合いも悪くなった
- ☐ 人を避けて、人の視線を恐れている
- ☐ 他人の言動を必要以上に気にしたり、気をまわして疑ったりする
- ☐ イライラして怒りっぽくなる
- ☐ すぐに口論やけんかをする
- ☐ 今まで親しくしていない人に、急になれなれしく話しかける
- ☐ 自分と関係のないことに口をはさむようになった
- ☐ 議論好きになり、現実とは直接関係のない抽象的・哲学的なことを口走る
- ☐ 気むずかしくて、気分が変わりやすい
- ☐ よくトラブルを起こす
- ☐ 不平・不満が多く、周りの人と対立することが多くなった

●身体的症状の変化

- ☐ しばしば不眠、頭痛、食欲不振、全身のだるさ、疲労感などを

訴える
- ☐ 心臓や胃腸など、体の調子をいつも気にしている
- ☐ しょっちゅう医者を変えている
- ☐ ひとりで外出したり、乗り物に乗ることを怖がる
- ☐ 何かの薬（胃腸薬、栄養剤、鎮痛剤、睡眠薬など）を常用している
- ☐ 顔色が悪くなっている
- ☐ 目に見えてやせてきた
- ☐ ときに放心状態になったり、倒れたりする
- ☐ 仕事中に眠っていることがある

心の受信装置の感度を磨く③
タイプA行動に注意する

　「タイプA行動」は、何事にも積極的で攻撃的な行動をとるタイプで、虚血性心疾患（心筋梗塞、狭心症）にかかりやすいリスクファクター（危険因子）として注目されているものです。せっかち、完璧主義な性格や行動パターンのため、イライラしやすく、交感神経が過剰に興奮しがちです。これにより、身体にダメージを与えるストレスホルモンが分泌され、心臓病になりやすいといわれています。

　タイプAの「A」は攻撃的〈Aggressive〉の「A」より命名されたといわれています。

タイプA行動の特徴

①過度の達成意欲
例）限られた時間内でできるだけ多くのことを成し遂げようとする
　　一度に２つ以上のことを並行して行うことが多い
　　自分や他人の仕事を質より量で評価したがる
　　仕事をはかどらせるために朝早くから夜遅くまで職場にいる

②時間切迫感、焦燥感…時間にいつも追われている気分
例）いつも時間に追われる感じで、セカセカした行動が多い
　　一列になって並んで待つことができない

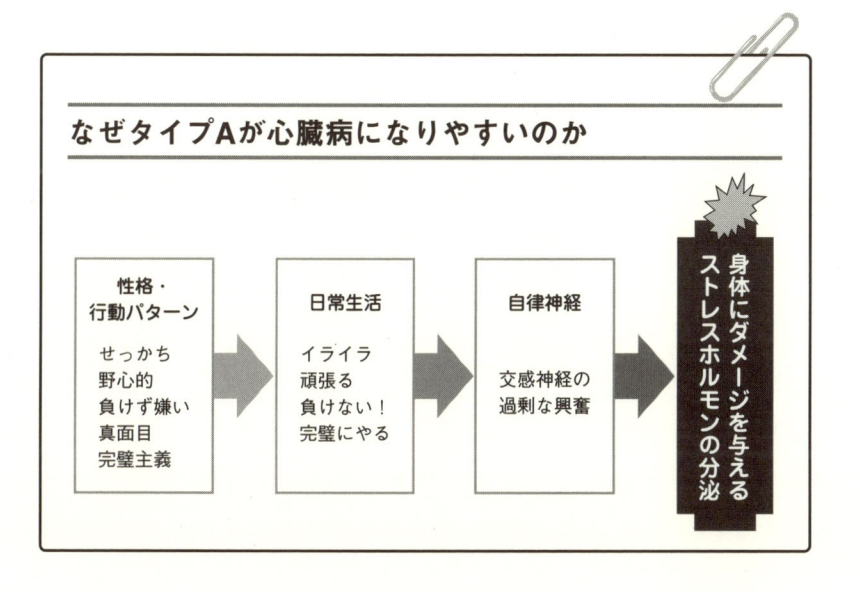

なぜタイプAが心臓病になりやすいのか

性格・行動パターン
- せっかち
- 野心的
- 負けず嫌い
- 真面目
- 完璧主義

→ 日常生活
- イライラ
- 頑張る
- 負けない！
- 完璧にやる

→ 自律神経
- 交感神経の過剰な興奮

→ 身体にダメージを与えるストレスホルモンの分泌

前の車がのろのろしているとイライラする
貧乏ゆすりのようなイライラした感じの癖がある
相手の話がなかなか要点に入らないと話をせき立てる
食事のスピードが速い
何もしないでリラックスすることに罪悪感を感じる
昼食後も一休みしないで、すぐに仕事にとりかかる

③熱中的、精力的…いわゆる「仕事の虫」
例）仕事量が多いことが自慢である
　　仕事に生きがいを持ち、趣味はあまりない

④競争性、敵意性、攻撃性…いつもイライラして先を越そうとする
例）車で追い越されたらすぐに追い抜き返そうとする
　　子供とのゲームでもつい勝ちたくなる

競争心が強く、負けると悔しいと思う
仕事でも遊びでも挑戦的なことが好きである
何かを行っている時に邪魔された場合、怒りがこみ上げてくる

　タイプA行動の人は、業績を出し、会社や上司から貴重な存在として評価されることが多いものです。しかし、大きなプロジェクトが成功した直後や昇進した直後など、ある日突然、こころの病気になる可能性を秘めています。

　タイプA行動の人は、過剰な仕事の質や量など、普通の人にはストレスになるようなものでもそれほど苦ではなく、むしろそれらに挑戦することが快ストレスになる傾向があります。
　その意味では職場に適応しやすい利点のある性格傾向といえます。そのため、リーダーはタイプAのメンバーを持つと、頼もしく思い、いろいろな負荷を背負わせる傾向があります。メンバーもリーダーの期待を意気に感じ、余計に負荷を背負おうとします。

　あなた自身の行動パターンをチェックして、リーダーがタイプAの行動を正しく理解してください。メンバーにタイプA行動をとる傾向があれば、下記のヒントを提供したり、リーダー自身が手本となって示してください。

タイプA行動パターンを修正するヒント

☐　周囲がしてくれたことに対して感謝をあらわす
☐　落ち着いてゆっくり話す。ゆっくり食べる
☐　身体を休める、静める（せっかちに動き回らない）

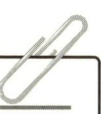

「タイプA」尺度

	現在の状態であてはまるところに○印をつけてください	いつもそうである	しばしばそうである	そんなことはない
1	忙しい毎日ですか			
2	毎日の生活で、時間に追われるような感じがしていますか			
3	仕事、その他の何かに熱中しやすいですか			
4	仕事に熱中すると、他のことに気持ちの切り替えができにくいですか			
5	やる以上はかなり徹底的にやらないと、気がすまないほうですか			
6	自分の仕事や行動に自信が持てますか			
7	緊張しやすいですか			
8	イライラしたり怒りやすいほうですか			
9	几帳面ですか			
10	勝気なほうですか			
11	気性が激しいですか			
12	仕事、その他のことで、他人と競争するという気持ちを持ちやすいですか			
		2点	1点	0点
12の質問の合計得点が17点以上の場合はタイプA傾向があるとし、点数が多いほどタイプA傾向が強いといえる。		判定		点

出所：前田聡：行動パターン評価のための簡略質問紙法「A型傾向判別表」

- ☐ 音楽や自然などを鑑賞する時間を持つ
- ☐ 周囲を見渡して現在の状況を確認する
- ☐ 家族で楽しめることを計画する
- ☐ 毎日、リラックス技法を実施する
- ☐ やるべきことを減らす
- ☐ 仕事場や家を自分に合った静かな楽しい空間にする
- ☐ 怒りを感じたら、ひと呼吸して悪意のあるものかどうかを判断する
- ☐ 行動する前に周囲の意見に耳を傾ける

心の受信装置の感度を磨く④
職場不適応状態になりやすい状況とは

　ひとりの職場不適応が職場全体に及ぼす影響は、時にはたいへん大きなものとなって、職場全体に大きなマイナスが生じかねません。早い時期に発見し、適切に対処・解決するよう互いにサポートし合うことは、職場のストレス・マネジメントの大切な要素になります。
　次に、ストレスからのトラブルを生じやすい状況として考えられるものを、立場・役割ごとに挙げておきます。

生活全般が変化する——新人

　新人は、もっとも大きな変化を過ごしています。学生から社会人へと生活全般が変化するわけですから、ストレスも大きいはずです。入社当初は、期待や緊張感があり、不適応状態を示しにくいかもしれませんが、5月病という言葉があるように、少し慣れた頃に不適応を起こす可能性が高いと考えられます。
　日頃から、声をかけ、新人が困ったことがあるといつでも、気軽に声をかけられるなどの環境を事前に整えてください。
　メンター制度は、気軽に相談できる相手が確保されているということから、メンタルヘルスの観点においても、好ましい制度だと思われます。

上司と同僚の支援とストレス

縦軸：同僚の支援
横軸：上司の支援

低ストレス
中ストレス
高ストレス

- 新しい職場環境へなかなか慣れない
- 学生の時の生活習慣が改善されない
- 職場への期待と現実のギャップ
- 社会人としてのプレッシャー
- 新しく覚えなければならないことが多い
- 仕事のやり方がわからない

同期がいない──中途採用

　図のとおり、上司や同僚のサポートがあると、困難な業務にも耐えられるものです。ある調査結果では、同僚との関係が悪化することは、上司との関係が悪化するよりも、メンタル面に悪影響を及ぼすと報告されています。それほどに、同僚の存在は大きいものです。

しかし、中途採用者には同期がいないため、職場以外に緩衝要因を確保していないと不適応に陥りやすいと考えられます。

　また、転職となると、即戦力を期待されるため、本人も転職当初から目に見えないプレッシャーを感じているものです。新入社員のようなメンター制度はむずかしいとしても、気軽に相談できる相手を仕組みとして組み入れることをお勧めします。

・新しい職場に慣れない
・前の会社と仕事のやり方が違う。仕事のやり方がわからない
・新しい人間関係を築かなければいけない
・新人のような研修システムがない

部下・後輩の育成に悩む――中堅社員

　冒頭に、いま20代～30代の自殺が増えていることをご紹介しました。この年代は、プレイヤーという立場から、部下や後輩の育成を任され、プレッシャーを感じ始めるときです。

　会社に慣れるとともに、このままこの会社で働き続けていいのだろうか（転職のラストチャンスを活かさなくてもいいのだろうか）、などと悩む時期でもあります。

・勤続年数、経験が増えるにつれ、責任が重くなる
・仕事量が増える
・「もう～年目だから」という期待へのプレッシャーが大きい
・仕事中心になってしまい、リフレッシュするゆとりがない

管理職の場合

　組織がフラット化し、従来よりも多くの部下をマネジメントする傾向が強まっています。また、マネジメントするだけでなく、自らもプレイヤーとして結果を出すことが求められるため、息の抜けない日々を過ごすことになります。成果主義の導入により、短期間に成果を求められます。

　雇用形態、勤務形態も多様化し、年上の部下との関係に悩んだり、ジェネレーションギャップに戸惑ったり、遠隔地の部下を管理するなど、管理職への負荷は増大しています。

　この年代になると、親の介護や子供の育成など、職場以外のストレス要因も増え、本来、緩衝要因となる家庭がストレス要因となりやすいため、気が抜けません。

・上司と部下の板挟みになる
・メンバーのことに責任を持たなくてはならない（他人の尻拭いをすることが多い）
・マネジメントの仕事が増えるなど、今までの仕事内容と違う内容になる
・責任が重くなる（成果主義によるプレッシャー）
・多様な部下を管理する
・仕事上の悩みだけではなく、加齢による悩み（体力の衰え、家族の問題、先行きへの期待が少なくなる、など）

うつ病は、脳の機能障害

● **3つの神経伝達質が関係**

うつ病は、脳内の神経伝達物質が関係しているといわれています。不安、快感、落ち込むなどの感情は、神経伝達物質によって脳内を伝わっていきます。心の病気に密接に関係しているのは、セロトニン、ノルアドレナリン、ドーパミンという物質です。これらの物質が関わる神経は、脳内に幅広く伸びており、脳全体の活動を上げたり下げたりしています。

はっきりとしたメカニズムはわかっていませんが、ノルアドレナリンやセロトニンなどの神経伝達物質がうまく働かなくなることが原因ではないかといわれています。

ノルアドレナリンは、不安感や恐怖感を生じさせたり、気持ちを高ぶらせたりする役割を持ちます。セロトニンの役割は複雑で、解明されていない部分も多いのですが、感情に関わるほかの神経伝達物質をコントロールしているといわれています。

一時的なストレスを受けると、セロトニンの量が一気に減ってしまいます。広く知られている仮説では、うつ病やパニック障害は、セロトニンが減ったまま戻らず、脳全体の活動が下がってしまった状態といわれています。

● **心の病に効く薬**

これらの心の病は薬で治ります。現在、もっとも広く使われているうつ病の薬は、脳内のセロトニンの活動性を高めるものです。パニック障害もこの薬で治ることが多いといいます。また、ノルアドレナリンの活動性を高める薬で症状が軽減する人もいます。どの薬が効くかは、人によって違います。

通常は、1ヵ月ほど薬を服用しつづけると、症状は軽減します。しかし、注意が必要なのは"うつ病は、再発率が5～6割と高い"ということです。そのため、薬による治療だけではなく、同時にストレスの原因を解決しなければ、再発を繰り返しやすくします。

Part 3

治すためのメンタルヘルスから、
予防し高めるためのメンタルヘルスへ

明るく活気ある職場づくりのポイント

　リーダーは、職場不適応などの問題に対処することも大切な役割ですが、それ以前に、明るくて活気があり、士気の高い職場の実現に努める必要があります。そうした職場では、不適応が生じにくいといえるからです。

　メンバーの能力、性格、意向などを把握し、現場の状況を考慮して、次のような点に注意しましょう。

・適材適所の配置、適時の異動など、人事管理の適切な運用
・勤務内容・条件上の配慮（変則勤務・深夜勤務などがやむを得ない職場では、疲労蓄積などの健康管理に十分気をつける）

良好な人間関係の形成

・リーダーは、ときおり「上司としてのあり方」をかえりみる（リーダーとメンバーの間の葛藤はストレスに大きく影響する）
・少人数や多職種の職場では、組織的に社員相互のコミュニケーションを積極的につくり出す（人間関係がいったんこじれると、深刻な影響が出る）
・リーダーは計画的に交流の場、気分転換の場を設定する（人間関係が複雑な職場では、日常の円滑な人間関係が何よりも大切）

明るい職場の要点

- □ 出勤、退社時にはあいさつが交わされている
- □ 職場には誰とでも気軽に話せる雰囲気がある
- □ 休み時間には笑い声が聞こえることもある
- □ 職場には自分の意見を率直に言える雰囲気がある
- □ 自分のミスを率直に認める雰囲気がある
- □ 忙しいときや困難な事態が生じたとき、皆で協力し合える雰囲気がある
- □ 現在の仕事に誇りをもっている社員が多い
- □ 職場に活気がある
- □ 職場の目標とメンバー一人ひとりの役割が全員に理解されている
- □ 職場では一人ひとりが自分の力を活かしている
- □ 前向きな姿勢で仕事に取り組むメンバーが多い
- □ 上司の方針を尊重して目標を達成しようという雰囲気がある
- □ 職場には「報(告)・連(絡)・相(談)」が徹底している
- □ 仕事に関する知識や技能を高めようという雰囲気がある
- □ 仕事に関して必要な情報は、メンバーと共有されている

社員の指導・育成

・評価すべきところは評価し、ほめるべきところはほめ、注意すべき点は注意する
・叱った後は、リーダーのほうから積極的に声をかけるなどのフォローをして、メンバーの気持ちを前向きにする
・ストレスが多くかかる時期（採用時、転職時、昇任時、育児期間など）のメンバーに対しては、状況に応じてきめ細かく対応する

互いに気軽に相談できる職場の雰囲気づくりも大切です。部下から相談を受けたときは、真剣にこころから耳を傾け、共感して理解に努める気持ちをもって対応しましょう。

目をかけ、声かけ、聴く、つなぐ

リーダーは、メンタルヘルスの「キーパーソン」

　ストレス対策を含めて、職場でメンタルヘルス活動が成果を上げられるかどうかは、リーダーの働きにかかっています。
　リーダーは、日頃からメンバーに接している分、メンバーの職場適応状態の変化に気づきやすい立場にあります。それだけに、リーダーの積極的な関与なくして、メンタルヘルスが職場に浸透することはありません。リーダーは、できるだけ必要な情報を得て問題に気づき、適切な判断を下し、問題解決に当たる役割を期待されています。
　もっとも、こころの問題は一人ひとり異なっています。規則や手順に忠実に従って問題解決に当たったからといって、それがいつも最良の結果をもたらすとは限りません。対応の仕方も個別の事例に応じて工夫することが大切です。
　リーダーには、次の2点が求められます。
①職場の不適応を早期に発見し、適切な対応を図る
②職場の有害なストレス要因を取り除き、明るい職場をつくる
　この2点を遂行するためには、自分の管理下にあるメンバーの健康が損なわれないよう、業務の効率的な実施、職場内の問題の調整・処理、良好な人間関係の形成などへの配慮が欠かせません。

リーダーの目配り心配りから

部下に目をかけ
日頃から、明るいあいさつを交わし、部下一人ひとりを温かい目で見守り、
日常の状態の変化に早く気づく

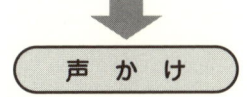

↓

声かけ
相談のきっかけをつくるために、
「疲れているようだが、どうかしたのか？」などのように声をかけ

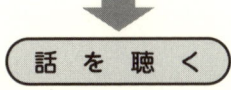

↓

話を聴く
相談されたら、相手の悩みをじっくりと聴き、
解決やアドバイスを急がない

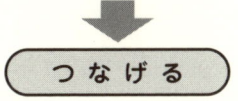

↓

つなげる
自覚される症状や睡眠、食欲などに問題があると感じられたら
本人の合意のもと事業場内産業保健スタッフにつなぐ

してはならない3つの対応

　メンタルヘルスケアを進めるときにしてはいけない3つの対応があります。ひとつ目は「変化に気づかない」こと、2つ目は「変化に気づいても何も行動を起こさない」こと、3つ目が「変化に気づいて、原因を決めつける」ことです。

　目前の仕事をこなすのに精一杯で、職場内の人間関係のもつれに目を配る余裕が持てない、問題解決にあたってマニュアルどおりに進めることを第一義とするあまり、状況に応じた柔軟性に欠ける、自分の手に負えるかどうかの判断がなかなかできず、対応が後手にまわってしまう、などということがないか、振り返ってみましょう。

声かけの前に注意すること

　声かけをする前に、リーダーが気をつけておくことがあります。それは「メンバーにとって、リーダーは自分を評価する立場である」ということです。自分の評価や人事などの権限を握っているリーダーに対して、メンバーは警戒心や不安感を強く持つことが多いものです。

　自分にそのつもりはなくても、リーダーのひと言がプレッシャーになり、さらにストレスを加算させてしまうこともあり得ます。

　「仕事の評価とは関係ない。会社は君を守り、しっかり元気に仕事が続けられるように関わる」ということをはっきりと伝えることが必要です。

　どれだけ深い話が聞き出せるかは、日頃の信頼関係に大きく左右されます。仕事上の関係では、プライベートな世界に立ち入ることはむずかしいので、リーダーとして必要最低限の客観的事実の把握に努めましょう。

　特に注意しなければならないことは、プライバシーの問題です。本人から自然に話し出さない限り、必要以上にプライベートなことまで聞き出そうとしないのが賢明です。

　また、勝手に決めつけたり、自分だけで何とかしてやろうと抱え込まないことです。ある程度はっきりとした問題の存在を確認した

> ### 上司のことばや対応例
>
> **A：悪い対応**
> 「お前、最近おかしいなぁ。病気なんじゃないか？
> 　相談室に行ってきたらどうだ！」
>
> **B：よい対応**
> 「最近、疲労が溜まっているようだけれど、どうしたんだい？」
> 『実は、毎晩眠れず、日中、ボーっとしてしまうんです』
> 「眠れなくて、ボーっとしてしまうのか。それはつらいなぁ。
> 　君が安心するためにも、一度相談室に行ってみてはどうだろう？」
>
> Aのケースでは、病気だと決めつけています。Bは、病気だと決めつけておらず、身体症状に対して心配する、という態度で接しています。

ら、できるだけ早く専門機関に相談し、つなげることが大切です。

専門窓口へつなげる

　望ましいつなげ方は、本人が自分の異常を察知した時に、自発的に専門窓口を訪ねるようにすることです。リーダーとしては、あらかじめ社内外の相談窓口、提携相談機関などを把握し、常日頃からメンバーに周知させておくことが求められます（129ページ参照）。

　それでも、本人が自発的に動き出すとは限りません。そこで促していくのがリーダーの務めとなりますが、その際に必要な留意点は次の3点です。

1　病気と断定しない
2　体の不調に注目する
3　早期に対応する

カウンセリングの基本技法

「カウンセリング」とは、臨床心理士や産業カウンセラーなどの専門家が行う心理療法のことです。リーダーは専門家ではないものの、カウンセリングの基本技法をマネジメントに応用できれば、明るい職場づくりの一助となります。

①傾聴

メンバーの話に心を傾け、その話や気持ちを受け入れることを「傾聴」といいます。話の途中で指示や忠告をしたり、原因を尋ねたりせず、話の内容を理解し、メンバーがどのような状況にいて、どのような気持ちを抱えているのかを理解しようという姿勢で話を聴くことです。評価的態度や解釈的態度で接しないことです。

②支持

メンバーの話や気持ちを受けとめているということを、相手にわかるように伝えます。目を見る、適切なタイミングで相づちを打つなど、共感していることをことばや表情で伝える態度が大切です。

③繰り返し

繰り返しによりメンバーは、「自分の言いたいことを、きちんと受

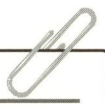

安心感を与える座り方

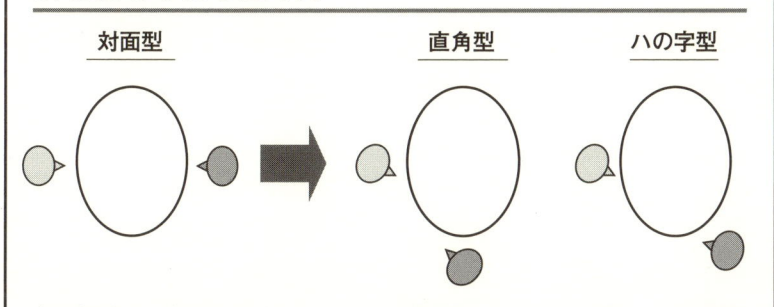

対面型　　　直角型　　　ハの字型

安心感を与え、良好なコミュニケーションを成立させるためには、話のテーマや相手の様子などに応じて「場所を変える」配慮が必要。座る位置は「対面型」より「直角型」、あるいは「ハの字型」がベター

けとめてくれている」という気持ちが強まり、自分の考えを確かめたり、自信を持つことができます。

④明確化

話し手自身が十分にわかっていない部分を言葉で言い表すのを援助することです。「君の言っていることは○○ということなのかな」などと内容をはっきりさせることで、なぜ話題にしているかという理由を、話し手が自分自身で気づく大切なきっかけとなります。

⑤質問

質問は、傾聴、支持、繰り返し、明確化のために行われなければなりません。「なぜ——？」と問いつめるような訊き方は控え、「どのように感じている？　どのように考えている？」と尋ねます。質問し答えを得ることで、今まで気づかなかった方向から問題を考えたり、その原因や解決への道を発見しやすくなります。

「聞く」から「聴く」へ

なぜ「聴けない」か

　「傾聴」とは、相手の話を、心をこめて真剣に聴き取る姿勢のことで、「こちらが聞きたいこと」ではなく、「相手が言いたいことを聴く」ことです。

　常に「聴く」ことができていれば問題ありませんが、職場には傾聴を妨げる要因がいくつか存在します。

①威厳を守ろうとする

　部下の話を聴くという行為は、低姿勢を通り越して弱腰ともとられやすいため、ついつい リーダーとしての威厳を守ろうとすることを優先してしまいがちです。上司として部下をコントロールしたくなってしまうのです。

②責任を負うことへの自己防衛

　傾聴した結果、経済的・精神的に支援しなければならない、何らかの解決策を講じなければならない、という事態を避けたい、面倒に思うなどの自己防衛の心理が働きがちです。

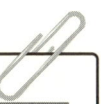

> ## 3つの「きく」
>
> ① 「聞く：hear」
> 音声などを耳に感じとること。聞く側が受け身で、「心をこめて」「熱心に」という能動的な要素が少ない
>
> ② 「訊く：ask」
> 訊き手が必要としていることを相手に「質問」して、答えを要求する。訊く側が能動的で、訊かれる側が受動的
>
> ③ 「聴く：listen」
> 心をこめて、熱心に相手のことばの意味を聴きとろうとし、聴く側が話し手に積極的な関心を示し、耳を傾けるという意味がある

③過去からのイメージ

　「どうせあいつはまた残業が多いことへの不満なんだろう」「前回も部下との人間関係に悩んでいたから、きっと今回も……」などと、過去の出来事やイメージで評価してしまい、コミュニケーションのパイプを詰まらせます。

④経験からくる過ち

　立場が上になると、経験が多い分、先入観や思い込みに支配されがちです。悩んでいるメンバーに、「わかるわかる営業は辛いからなぁ。俺にも同じ経験があるよ。しかしなぁ……」とわかったつもりになります。メンバーは営業職に不満を持っているのではなく、家庭の問題で悩んでいるとしても、早々に解釈をしてしまいます。

傾聴の効果

　傾聴は相手を解釈するのではなく、理解しようとすることであり、力説して説得に当たるよりも効果があります。

①カタルシス（心の浄化作用）が起こる
　私たちは、不安や悩みなどがあると気が重いものです。そのつかえを吐き出すことができると、精神的に気持ちが楽になります。ときには耳を傾けてもらえるだけですっきりしてしまい、問題そのものは解決されなくとも、気にしなくて済む（問題とは受けとめなくなる）ということが起こります。

②自己理解が深まる
　ひとりで考え、処理しようとしていると、取るべき方法や手段の正当性・有効性について不安がつのります。第三者に伝えることで、自分の考えが鏡の作用となり、考え方の整理が進み、自己への理解が深められていきます。

③他者理解が深まる
　聴くという行為によって、話し手についての情報が増し、相手への理解を深めることができます。表面的なことで相手を評価していたものが、事実を確認することによって、一歩内面へと入っていくことができます。

④職場の信頼関係が増す
　私たちは、本質的に、"人に頼りたい、人から頼られたい"という

> ### 聴き方のチェックリスト
>
> □ 相手の話を最後までよく聴いている
> □ 言葉だけでなく相手の気持ちも聴こうとしている
> □ うなずく、ほほえむ、相手を見る、前のめりになるなど、聴く態度を十分にとっている
> □「なるほど」「それで」と、話を促すような合いの手をいれている
> □ 辛いときには辛そうに、悲しい話には悲しそうな表情をするなど、感情を表している
> □ 話を聴くときは、次の質問や回答を考えないようにしている
> □ わかりにくいところ、理解しにくいところは、質問したり確認をとっている
> □ 相手を批判するような気持ちをもたないようにしている
> □ ときには相手の話を繰り返しながら聴いている

欲求があります(「人はストロークを得るために生きている」エリック・バーン、次ページ参照)。

　相互理解はよりよい人間関係を育み、ひいては職場における信頼感を増幅させてくれます。

ストローク
"こころの栄養素"とは

人はストロークを得るために生きる

　ストロークとは「自他の存在価値を認めるための言動や働きかけ」と定義されています。

　生活の中のあらゆる場面で、私たちはストロークを交換しています。たとえば、朝起きた時の「おはよう」というあいさつや出勤時の「元気かぁ！」という声かけもそうです。ミスをしたメンバーに対して「ちゃんと確認したのか！」と否定的なメッセージ（叱責）を送るのもストロークのひとつです。

　私たちは誰しも「人から認められたい」という欲求を持っています。「人は何のために生きるか——それはストロークを得るためである」というのは、Transactional Analysis（交流分析）の創始者であるエリック・バーン博士のことばですが、お互いに認め合い、"心の触れ合い"を持てれば、これに勝る喜びはありません。

　もし、他人から認められることがなければ、どんなに財を築いて、高級車を乗りまわしたり、豪邸に住んだところで、こころはうつろの日々を過ごさなければなりません。

　私たちは誰でも、ほかの人から親しみのこもった表情であいさつ

ストロークの4つの分類	
1. 肯定的ストローク	ほめる、ほほえむ、あいさつする、好意を示す、話しを聴く、感謝するなど、それを受ける相手が快適な気持ちになるもの
2. 否定的ストローク	叱る、注意される、反対される、忠告されるなど、それをもらうと落胆や苦痛を味わうもの
3. 条件付きストローク	相手の行為や業績と引換に与えるもの
4. 無条件のストローク	その人の存在や人格そのものに対して与えられるもの

ストロークは言語的レベル、身体からの非言語的レベル、心理のレベルで交換される

されたり、ほめられたり、感謝されたり、自分の性格や仕事ぶりなどを高く評価されたりすると、よい気分になり、とてもうれしいものです。さらに「君はなんと素晴らしい人なんだ！」などと無条件に自分の存在そのものを承認されると、それこそ天にも昇る心地がします。

　私たちは生きるために食物で栄養を補給していますが、それと同じくらい（あるいはそれ以上に）大切なのがストロークなのです。ですから、ストロークを"こころの栄養素"と表現しています。

肯定的なストロークが得られないと……

　肯定的なストロークを得られない状態が続くと、否定的なストロークをその代用として求める行動を取るとされています。

　たとえば、子どもが親から肯定的なストロークをもらえないと、ことさら人がいやがるようなことを言ったり、行ったりして関心をひこうとします。そして、「うるさいわね」「なんでお前はいつも…」と、否定的なストロークを得るように仕向けます。

あなたは日頃、部下が業績を上げたときにだけほめたり、気が向いたときにだけ相談にのるようなことはないでしょうか？　成果にかかわらず、相手の存在に対し、無条件のストロークを惜しまずに投げかけてください。

肯定的なストロークを受けたときには、エネルギーが満ち、自分自身に自信を持つことができ、そして、さらにより一層能力を発揮しようという気持ちになります。

よって、ストロークがあふれている職場は、健康で明るく生産性が高いものです。ストロークは『最少投資で最大の効果が得られる』ものなのです。

ストロークに対して、ディスカウントという考えがあります。ディスカウントの本来的な意味は「値引き」なのですが、Transactional Analysisでは、「現実、他者、自分自身の状況のある様相を無視したり、軽視したりするような心の中のからくりや、その具体的なあらわれとしての行動」のことをいいます。

ディスカウントは、ハラスメントを代表に、殴る、蹴る、陰口、皮肉を言う、仲間はずれなどが該当します。

もし、あなたがメンバーに対して、「もうこんなヤツはどうでもいい」と投げやりになったり、メンバーの育成を諦めてしまったとしたら、その瞬間に最悪な関係に陥っています。無視・無関心は最悪のディスカウントであり、心理的な殺人という専門家もいるほどです。

ストロークとディスカウント

態度構え	(OK) 太陽 ←	→	(Not OK) 北風
	ストローク〔自他の存在価値を認める働きかけ〕		ディスカウント〔自他の存在価値を軽視したり、無視すること〕
	プラスのストローク	マイナスのストローク	
ストローク（心と肌のふれあい）	なでる　　よしよしする さする　　添い寝をする さわる　　ほおずりする おんぶ　　一緒にお風呂 だっこ　　乳を飲ませる 抱きしめる　キスする ひざまくら　背中を流す 耳掃除する　添寝する 肩をもむ　　マッサージ 肩を組む　　肩を叩く 握手する　　腕を組む 指圧する　　介護する 手当する　　看護する 褒める　　　話を聴く 挨拶する　　励ます 微笑む　　　拍手する うなずく　　評価する ねぎらう　　愛情 　　　　　　…など	軽く叩く 軽くつねる 軽くコツンと叩く 軽く押す 叱る 注意する 反対意見を言う 忠告する 　　　　　…など	殺人　　　　虐待 自殺　　　　踏みつける 暴力　　　　武力行使 殴る　　　　かみつく 蹴る　　　　蹴飛ばす 投げる　　　投げ飛ばす ひじ鉄砲　　突き飛ばす 押し倒す　　押しのける 物で叩く　　叩きのめす 縛りつける　せっかんする 物を投げる　引きずりまわす 皮肉・嫌味　にらむ 顔をしかめる　冷笑 けなす　　　疑いをかける 仲間はずれ　過保護・過干渉 陰口　　　　無視・無関心 取り合わない 命令・禁止 （～しろ！～するな！） 　　　　　　…など
相手の気持ち	『私たちはストロークを得るために生きている』 認められているという実感があり、心から喜びを味わうことができる。もらうと、とても嬉しく、エネルギーが満ちてくる。	プラスのストロークを得られない時はマイナスのストロークを求めてしまう。 ディスカウントとの違いは、相手の成長を真に願って叱っているかどうか。 （ただし、受け手次第）	自分の価値や能力などを値引かれ、苦痛を伴う。 認められず、肉体的にも、精神的にも苦痛を伴う。 もらうと、とても嫌なもの。絶対にもらいたくないもの。

＊時と場合、相手の受けとり方、立場のちがい、表現のちがいなどにも関係します。

PART 3　治すためのメンタルヘルスから、予防し高めるためのメンタルヘルスへ

ストローク"こころの栄養素"の自己点検

　私たちは、こころの中に「ストローク・バンク」を持っています。ストロークの預金口座があり、そこに人から受けるストロークを貯えていきます。プラスのストロークの入金があると貯金は増え、マイナスのストロークやディスカウントを受けると負債が増えます。

　資産の残高が多いと周囲からのマイナスのストロークを受け止められ、周囲にプラスのストロークを与える余裕もあります。逆に、資産の残高がわずかであったり、負債超過になると他者からのマイナスのストロークは受けとめきれず、同時に他者にプラスのストロークを与える余裕もありません。

　あなたが最近、職場で受けたプラスのストロークと、与えたプラスのストロークを右表の左側に記入してみましょう。これは自分にとってはすべて"黒字"になります。

　次に最近、受けたマイナスのストロークやディスカウントと、与えたマイナスのストロークやディスカウントを右側に記入しましょう。これは自分にとって"赤字"になります。

　あなたのストローク・バンクの信頼残高は"黒字"になりましたか？（ただし、マイナスのストロークの中で、"ありがたい"と素直に感謝できるものはプラスに転記してください）

あなたのストローク環境を整理してみましょう

〔ストローク・バンク〕

	"黒字"			"赤字"	
	ストロークの内容	誰から？		ストロークの内容	誰から？
受けたプラスのストローク			受けたマイナスのストロークやディスカウント		
	ストロークの内容	誰に？		ストロークの内容	誰に？
与えたプラスのストローク			与えたマイナスのストロークやディスカウント		

PART 3

治すためのメンタルヘルスから、予防し高めるためのメンタルヘルスへ

ほめ上手・叱り上手

あなたの職場には肯定的ストロークがあふれているでしょうか？
ここでは、肯定的なストロークの代表となるほめ方とマイナスのストロークである叱り方の活かし方を取り上げます。
ほめること、叱ることはメンバー育成にとって欠かせないものです。しかし、いつも叱ってばかりでは、相手は叱られたと受け取らず、むしろ、「いつもうるさいなぁ」「またネチネチと小言ばかり」などとディスカウントとして受け取ります。大切なことは、プラス（肯定的なストローク）があってはじめてマイナス（否定的なストローク）が価値を持つ（効き目をもつ）ということです。

「5つほめて、2つ叱る」——これは松下幸之助のことばです。
先哲の教えのとおり、日頃、自分のことに関心を寄せてくれ、肯定的ストロークをくれるリーダーから、たまたま自分が失敗してしまった行為に対して、叱責された場合に限り、冷静に失敗を反省し、その失敗からも学ぼうとするものです。

最近は叱れないリーダーが増えてきたといわれます。日頃、肯定的ストロークを与えているリーダーは、どうぞ、臆することなく、メンバーの失敗した行為に対して、注意や叱責をしてください。

上手なほめ方	
①うまくできた時、よいと感じた時、その場ですぐほめる	今ここでの気づきを与えることでメンバーは成長する
②どの点がよかったのか、事実を具体的にほめる	『○○の手配の件、事前に関係会社との調整もできていて万全だったよ』
③ほめたことの有益さを本人に理解させる	『○○君のがんばりのお陰で、支店の目標が達成できそうだよ』
④リーダーの気持ちも伝える	『うれしかったよ』『ありがとう、助けられたよ』
⑤さらに意欲を高め努力するよう激励のひと言をそえる	『私もサポートするから、次は○○にチャレンジしてみよう！』

リーダーは、メンバーの長所やよいところを見つけるという姿勢が大切。上の事項のほかにも、人前でほめたり、他の人を介してほめるなど、ほめ方のパターンにひと工夫しましょう

上手な叱り方	
①ミスした時、失敗した時、タイミングを逸することなく叱る	今ここでの気づきを与えることでメンバーは素直に反省できる
②どの点が悪かったのか、事実を具体的に叱る	抽象的に感情的に叱ると本人には響かない
③ミス、失敗したことがいかに問題であるかを本人に理解させる	なぜ悪いのかを理解させることが再発防止に効果的
④性格や人間性を叱らない	性格や人間性を叱るとこじれるため、メンバーの言動に限定する
⑤叱ったらそれでおしまいとする	くどくど説教したり、以前の失敗をいつまでも話すとディスカウントになる

上の事項のほかにも、人前で叱ることはルール違反であり、個人的な問題は人のいないところで叱るなどの配慮が必要です。叱りっぱなしにせず、叱った後のフォローを欠かさないことも大切です

PART 3

治すためのメンタルヘルスから、予防し高めるためのメンタルヘルスへ

コミュニケーションの質を高めるコーチング

コーチングとは何か？

「会話や人間としてのあり方を通じて、対象者が本人の望む目標に向かって、本人の満足のいく方法で進むことを促進する環境を生み出す技術である」(ティモシー・ガルウェイ)

「問題解決につながる新たな洞察を相手が発見するように援助することである」(ピーター・ドリッサー)

さまざまな専門家がさまざまな表現を用いて、コーチングの定義をしていますが、共通することは
・答えは相手の中にある
・相手の中には問題や課題を解決できる能力がある
・その答えや能力を引き出すプロセスがコーチングである
　ということです。

人は無限の可能性を持っていて、誰でもその可能性を最大限に発揮することを望んでいます。また、可能性を引き出すには、適切なサポートが必要です(松下幸之助氏は、「人間はダイヤモンドの原石のようなものである。正しく磨けば必ず光り輝く」と言っています)。

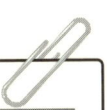

コーチングのやりとり

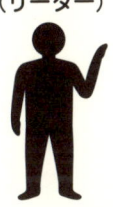

コーチ（リーダー）　　ペーシング　　クライアント（メンバー）

引き出す・勇気づけ
承認・傾聴・質問・提案

自己内対話・気づく・考える・答える・リフレーム・行動する・やる気になる

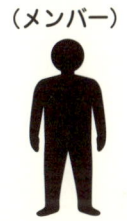

コーチングは一般的に、マネジメントの手段として捉えられがちですが、「予防のためのメンタルヘルス」にも寄与するものです。

コーチの役割

コーチング場面では、「どうなりたいのか」「何ができるか」など、相手が望んでいる状態（目標）を明確にする質問をしていきます。望んでいる目標を実現するために、これからどのような行動をとっていくのかを、コーチとコミュニケーションを交わしながら、目標の明確化、現状把握（問題の整理）、本人の資源の抽出など、相手の心の中に眠っている「課題解決の方向性（やる気、能力など）」を引き出します。

コーチは、何かの「正しい答え」を教えたり、「指示・命令」をする人ではなく、相手の自発的な目標実現のための行動を引き出します。コーチは、『答えるのではなく応える』『指示するのではなく支持する』存在なのです。

依存的な関係から
自律的な関係へ

コーチングは相手の潜在能力を引き出す

　コーチングはコミュニケーション・スキルのひとつです。コーチングの過程で、コミュニケーション・スキルを向上させ、日常生活の中で応用していくと、コミュニケーション環境（対人関係の質）が変わります。

　たとえば、話し方も指示・命令型から質問・提案型に変わると、コミュニケーションが一方向から双方向に変わり、当事者同士の相互理解が促進され、温かい雰囲気が醸成されるとともに、相乗効果が生まれます。

　また、相手の可能性を真に信じ、相手を信頼し、温かく見守っていると、相手はその持てる本来の能力や可能性を発揮しようと自発性や創造性を使い始めます。そして、組織の「風通し」がよくなります。コーチングは、「アメとムチ」を用いて、相手に指示・命令をし、コントロールして目的を達成するものではなく、相手が潜在的に持っている能力や可能性を最大限に発揮できるようにサポートしていくものです。

　コーチング・スキルを習慣化していくと、メンバーは他者から指示・命令されないと動かない「他律型人材」から、自分の能力や創

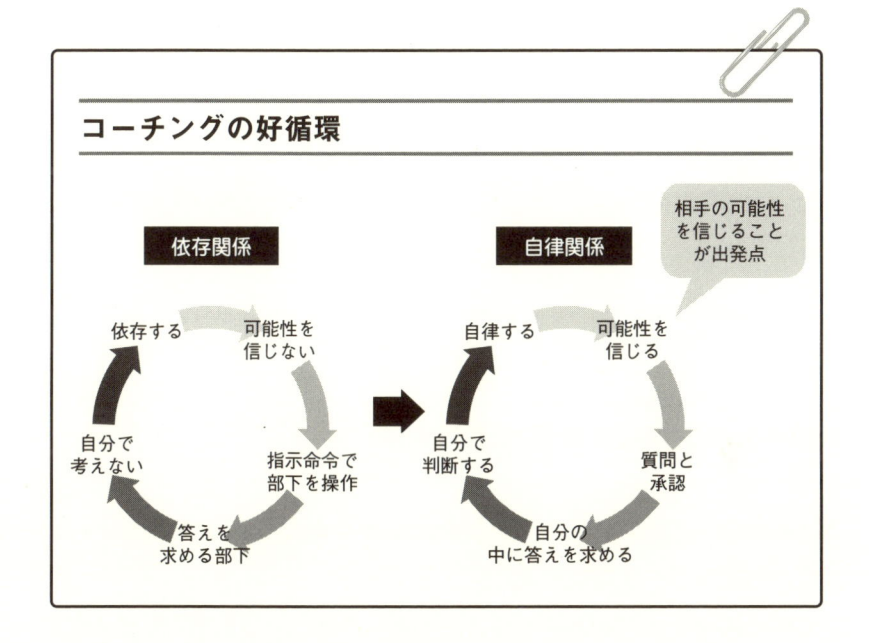

コーチングの好循環

依存関係: 依存する → 可能性を信じない → 指示命令で部下を操作 → 答えを求める部下 → 自分で考えない → 依存する

自律関係: 自律する → 可能性を信じる → 質問と承認 → 自分の中に答えを求める → 自分で判断する → 自律する

相手の可能性を信じることが出発点

造性を最大限に発揮できる「自律型人材」に変わっていきます。

そして、個人の成長意欲が促進されることによって、職場は活性化します。職場の活性化は、生産性の向上に貢献するだけではなく、働く人の健康にも大きな好影響を与えてくれます。

「やり方」より「あり方」が問われる

コーチング・スキルは、やり方よりも「あり方」が重要です。

「人は固有のユニークさと無限の可能性を持っている」という人間観・人生観を持っていることで初めてスキルが有効に機能します。

仮にスキルを磨いたとしても、「すべての答えは、相手の中にある」「人は固有のユニークさと無限の可能性を持っている」という土台を確立していなければ、実際の場面でスキルは飾り物でしかならず、スキルは機能しません。コーチングは、「やり方」よりも、コーチとしての「あり方」が問われるのです。

コーチに求められる行動特性

相手と共に信頼と親密性を築く

・継続的(オンゴーイング)にお互いの尊敬と信頼をつくり出すためのストローク環境を創り続ける
・相手の中にある幸福感や将来に対する欲求や念(おも)いを明らかにする
・ひとりの人として、誠実さ、素直さ、真剣さを継続的に表す
・安全で守られた環境づくりのために約束を守る(守秘義務)
・相手のものの見方、学習方法、個人としての存在に対して敬意を払う

「やり方」と『あり方』を磨く

・コーチングの間、コーチは相手と共にあり、柔軟に対応する
・自分の直感にアクセスして、自分の内側の知恵を信頼する
・知らないことに対してオープンでいる、リスクを取る
・その瞬間でもっとも効果的な方法を選び、相手と協働する
・機敏さと行動力を創るために、ユーモアを効果的に利用する
・将来の見通しを大胆に変える。そして自分自身の行動において新しい可能性を試す
・信念を持って信頼を寄せ、相手の感情に負けたり、巻き込まれな

いように自己管理をする

アクティブリスニング〔積極的な傾聴〕

・相手が言っていること、言っていないことについて集中して聴く
・相手の自己実現をサポートする
・言葉の内容、言い方、表情や態度から言わんとすることを理解する
・繰り返す、言い換える、要約する、共感する
・相手のひらめきや提案を統合する、促進する
・コミュニケーションの本質を理解し、長くて説明の多い話をするのではなく、相手が本質にたどり着くことを手助けする

効果的な質問を創造する

・相手に対し最高のベネフィットを与えるために必要な情報が明らかになるような質問をする
・気づき、洞察力、コミットメント、もしくは行動を呼び起こす質問をする
・明確で、可能性が広がり、新たな学習を呼び起こす質問をする
・相手が自己を正当化したり、過去を振り返るための質問ではなく、本当に望んでいる方向に進む質問をする

円滑なコミュニケーション

・コーチングセッションにて効果的なコミュニケーションを行い、ポジティブなインパクトを与えるメッセージを発する
・明確な表現ではっきりと話し、フィードバックを直接シェアし提供する

- 相手が不安に思っていることを異なる視点から理解できるように言い換えたり、効果的に表現したりする
- 相手に対し、適切で敬意を払った言葉を用いる
- 問題点を映し出すため、もしくは言葉によって状況を描写するため、メタファーと類推を使う

気づきを創造する

- 複数の情報源を統合して正確に評価する
- 相手が気づきを得て、それによって成果を得るというプロセスを創造する
- 相手の懸念事項に左右されず、それを超える気づきを促す
- 相手の心配事、受けとめ方、事実と解釈の違い、考えと気持ちと行動との間の不均衡などを指摘する

目標を設定し、計画を立案する

- 達成可能でかつ適応可能である具体的な成果があり、目標の期日が設定できるコーチングプランを創る
- コーチングのプロセスに応じて、また事態の変化に応じて、計画の微調整をする
- 相手が学習する上で役立つようなさまざまな情報源を探し、アクセスする手助けをする
- 相手にとって重要な事柄において、なるべく早く成功する方法を探り、目標とする

行動をデザインする

- 日常生活の中に、継続的な学習の機会を創る

- コーチングの成果へもっとも効果的にたどり着くように新しい行動を起こす
- 相手が新たな学習を実践し、深めることができるように支援する
- 異なるアイデアや解決方法を探ったり、選択を評価したり、決定することを働きかける
- 相手の成功と将来の成長を望む
- コーチングのセッションの間にその時々の支援をし、本人が「今やる」ことを手助けする
- 無理のないペースで支援し、引き出し、挑戦する

進捗を管理し、責任を明確にする

- 相手にとって大切なことに注目し続ける能力、行動を起こす責任はメンバー自身にあることに気づかせる
- 相手が宣言した目標に向かうため、行動を起こすことを明確に求める
- 前回のセッションで約束した行動について尋ねることにより、フォローアップする
- 前回のセッションから本人が達成したこと、達成しなかったこと、学習したこと、気づいたことを承認する
- 相手が実行すると決めた行動をとらなかった場合、そのことを本人にポジティブに率直に伝える

創造的・参画的な会議ミーティング

参加者を指揮する名脇役

　職場の環境を改善することが求められるリーダーにとって、会議やミーティングもよりよい改善が求められる場です。そこで役立つのがファシリテーションです。

　ファシリテート（Facilitate）は、直訳すると「たやすくする、楽にする、促進する」などという意味です。中立な立場から、バラバラに存在する参加者をまとめあげる、あたかもオーケストラの指揮者のような役割を担っています。

　つまり、コミュニケーションを円滑に図り、参加者相互の人間関係や信頼関係を築き、参加者全員が安心して会議に臨める雰囲気を維持することにエネルギーを割く人であり、ものごとの決定には基本的にかかわりません。

　本来、ファシリテーターは、体験学習などにおける学習を促進する役割なども担いますが、本書では、会議ミーティングにおけるファシリテーターについて解説します。

　ファシリテーターは単に効率性を追求する進行役ではなく、創造性の発揮やチームの活性化にまでかかわり、メンバーの自律を促す役割を果たします。あくまで脇役であって、主役はメンバーです。

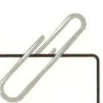

会議とは？	会議の5悪
限られた時間の中で	参ずれど会せず
みんなで話し	会すれど議せず
みんなで聴き	議すれど決せず
みんなで考え	決すれど行わず
みんなのためになる	行えど省みず
解決策を見出し合い決める	
そして	
実行し続ける（成果を出す）	

　何かを実現しようとする相手、問題解決を図ろうとする相手に対して、目標達成が自身でできるようにかかわっていきます。

　したがって、指導者、教えこむ人、引っ張っていく人ではありません。状況によって、相手を指導したり、教示したり、引っ張っていくことがありますが、その時の行動はファシリテーターとしての行動ではありません。

　ファシリテーターが忍耐強くメンバーに関心を寄せて、見守っていくことが、メンバーの成長に大きく役立ちます。同時に、自信とモチベーションを高める結果をもたらすことにもなります。

　変革に向けてリーダーが組織を引っ張れば引っ張るほど、メンバーが受け身になり、遠のいていく、そんなジレンマを抱いたことはありませんか。しかし、組織の変革に際しては、メンバー各人の自主的・主体的・積極的な関与が不可欠です。そして、変革をファシリテートする人材がそれを「facilitateする」のです。

ファシリテーターの役割

ファシリテーターの役割は幅広いものですが、そのいくつかをご紹介します。

よく聴くこと、よく観察すること

参加者の表情を含めたからだ全体の表現を観察することによって、休憩を入れたり、部屋の空気を入れ換えるなどの配慮が必要となります。また、発言の偏りを減らし、言いたいことが言えない人、恥ずかしがり屋、自分の意見に自信を持てない人たちにも発言しやすい状況を創るように心がけます。

沈黙も大切にする勇気を

「沈黙」は、前向きに捉えれば各自が「熱心に考えている」ということですが、別の解釈をすれば、話せる雰囲気が形成されていないことにもなります。いつも発言する人を指名するのではなく、隣の人同士で話し合ってもらってから発言を促すなどの工夫も有効です。

雰囲気づくり

会議は人と人が作用しながら進んでいくものなので、進行役が本音で発言し、開放的な雰囲気を創り出す模範となる必要があります。

また、対立した状況になった場合、勝ちか負けか、正しいか間違いかではなく、互いの意見の共通点や接点を見出し、意見や見解の相違を、第三の方法を模索するチャンスとして捉えることが重要です。

ユーモアや承認も大切

　批判的思考は、創造力の源となる可能性がありますが、発言した本人に対する批判はプラスの効果はありません。承認はその人の存在そのものに、批判は行為（言動の内容）のみにするように参加者に促します。
　また、会議の効果をもっとも容易に高める方法として、ユーモアがあります。ユーモアには、参加者の緊張や不安を解消させたり、場の一体感を形成する効果があります。会議に笑いや笑顔があるだけで活気がでてきます。

固定観念を壊す

　会議の参加者の中には、堅い会議の雰囲気を当たり前だと思っていたり、どうせ本音の意見など求められないと思い込んでいたり、さらには自分は大した意見など言えないと思い込んでいたりする人も少なくありません。そのような人には、異なる視点からの発言や意見、アイデアを引き出すための「問いかけ」をします。ときには、対立が生まれるくらいに揺さぶったほうが創造的になる場合すらあります。
　ただし、"答えはファシリテーターが与えてくれるもの"として、参加者が考えなくなる傾向にならないように注意しましょう。

キャリアを主体的にデザインする

メンタルを強化するキャリアビジョン

「自分の好きなことを仕事にする」ことほど、私たちに生きるエネルギーを与えてくれるものはありません。『好きな環境で、好きな人たち（あるいは物）と、好きなことをする』——これが究極のキャリアにおける幸せといえるでしょう。

しかし、現実はそう甘くはありません。「好きだ」と思って選んだ仕事でさえ時に辛い思いをしたり、気の進まない仕事をせざるを得ないときもあります。とはいえ、最終的に自分の好きな仕事、自分に合ったキャリアを選んだ人は、そうでない人に比べ、辛い状況もさほど苦もなく乗り越えられるものです。

たとえ仕事に金銭的報酬が伴わなかったとしても、「好きなこと」なら喜んで自分の能力を惜しみなく発揮することでしょう。なぜなら、それを行うこと自体が楽しく、充実しているからです。

苦しみの中にも喜びや楽しみを見出せる。そのためには、その先にある夢や目標を描く力が必要です。キャリア・デザインが描かれている人は、精神面でも少々の失敗や困難にはへこたれません。仕事の負担が多くとも、自分の将来への糧として、捉えることができます（このことから、マネジメントの切り口ではなく、メンタルへ

マズローの欲求段階説

```
⑤ 自己実現欲求              ┐
  （自己のあるべき姿になりたい）  ├ 成長動機
④ 承認の欲求                ┘
  （他者から価値のある存在として認められたい）
③ 所属の欲求                ┐
  （皆と一緒にいたい）           │
② 安全安定欲求              ├ 欠乏動機
  （危険から身を守り安全安定を確保したい）│
① 生理的欲求                │
  （衣食住など生存のための基本的欲求） ┘
```

人は低次の欲求が満たされて初めて、高次の欲求へ向かう

ルスやモチベーションの観点から、キャリア・デザイン研修を依頼いただく機会が年々増えています）。

　マズローは、私たちの欲求を５段階に分類しました。そして、①～④までの欲求が満たされたとしても、人はなおも自分にふさわしいと思うことをしない限り、不満や不安を持つと言っています。私たちが究極的に満足を得るのは自分が潜在的に持っている可能性を実現できたときであり、それへの欲求が⑤の自己実現欲求なのです。
　メンバーを育成する際に、目先のスキルアップばかりに焦点を当てず、リーダーは、その先にあるメンバー本人の望むビジョンを引き出し（明確にし）、そのビジョン実現へ向けてのサポートが求められます。

キャリア・デザインのフレーム

メンバーのキャリア・デザインをサポートするためには、次の点に注目してください。

WANTS：欲求、価値観

メンバーが大事にしている価値観を明らかにするサポートからはじめましょう。これまでの仕事人生でターニングポイントとなったようなことを問いかけ、なぜそのような決断をしたのか、なぜ他の選択肢を選ばなかったのかを整理させることで、メンバー自身の大事にしている価値観が徐々に見えてきます。

また、メンバーが大事にしている価値観と企業（組織）の価値観が合っているかを確認することは、キャリアを選択する上で重要な観点です。

SEEDS：能力

メンバーは何が得意で何が不得意か、その能力や持ち味を明確にするためには、リーダーを中心とする周囲からのフィードバックが有効です。人事考課におけるフィードバックに限定せず、日々、育成のためのPDCAサイクルを回してください。

キャリアデザインのフレーム

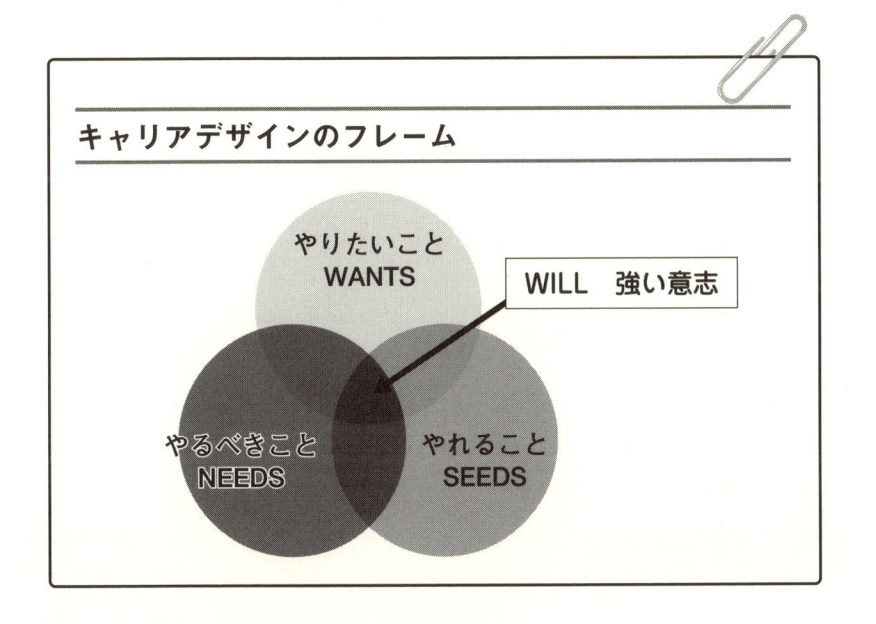

- やりたいこと WANTS
- やるべきこと NEEDS
- やれること SEEDS
- WILL　強い意志

NEEDS：周囲からの要望、期待

　ここで大切になるのは、メンバーのWANTSとの接点を見つけることです。メンバーが今やっていること（業務レベル）とやりたいことの接点を直接的に結びつけようとするのではなく、"今の仕事を通して顧客（社内外）に提供している価値"や"組織のビジョン"と、"部下が大事にしている価値観"との接点を見つけるサポートをすることです。接点が見つかることによって、今やっていることについても自分のキャリアとの関係が意味づけられます。

　上記の3要素の重なる部分が「WILL：意志」です。
　3つの重なりを強い意志をもって拡大しようとするプロセスに自己成長や喜びが微笑みかけてくれます。

セクシュアルハラスメントのない職場づくり

男性中心の発想がセクハラにつながる

　職場におけるセクシュアルハラスメントは、そもそも、その対象となった女性社員の名誉や個人としての尊厳を不当に傷つけるものです。そういった意味で、女性社員の人権や人格権に関わる問題で、被害者の心身に支障を及ぼすとともに職場環境を悪化させ、女性社員の働く意欲を低下させ、能力発揮を阻害します（注：本書では女性を中心に取り上げていますが、セクハラは男性も対象となります）。

　また、被害者の健康や仕事に対する重大な影響、さらには、職場のモラルを低下させ、業務の円滑な遂行を妨げます。また、企業の社会的評価にも影響しかねません。

　職場でセクハラが起こる原因・背景には、企業が雇用管理の面で男性中心の発想から抜け出せず、女性社員の活用や能力発揮を考えていない場合があります。このような企業の対応が、男性社員の意識や認識、ひいては行動に影響を与えるとともに、両者があいまってセクシュアルハラスメントの起こりやすい職場環境が作られます。

　また、意識面において、女性社員を対等なパートナーとして見ていないことに加え、性的な関心や欲求の対象として見ていることがあげられます。

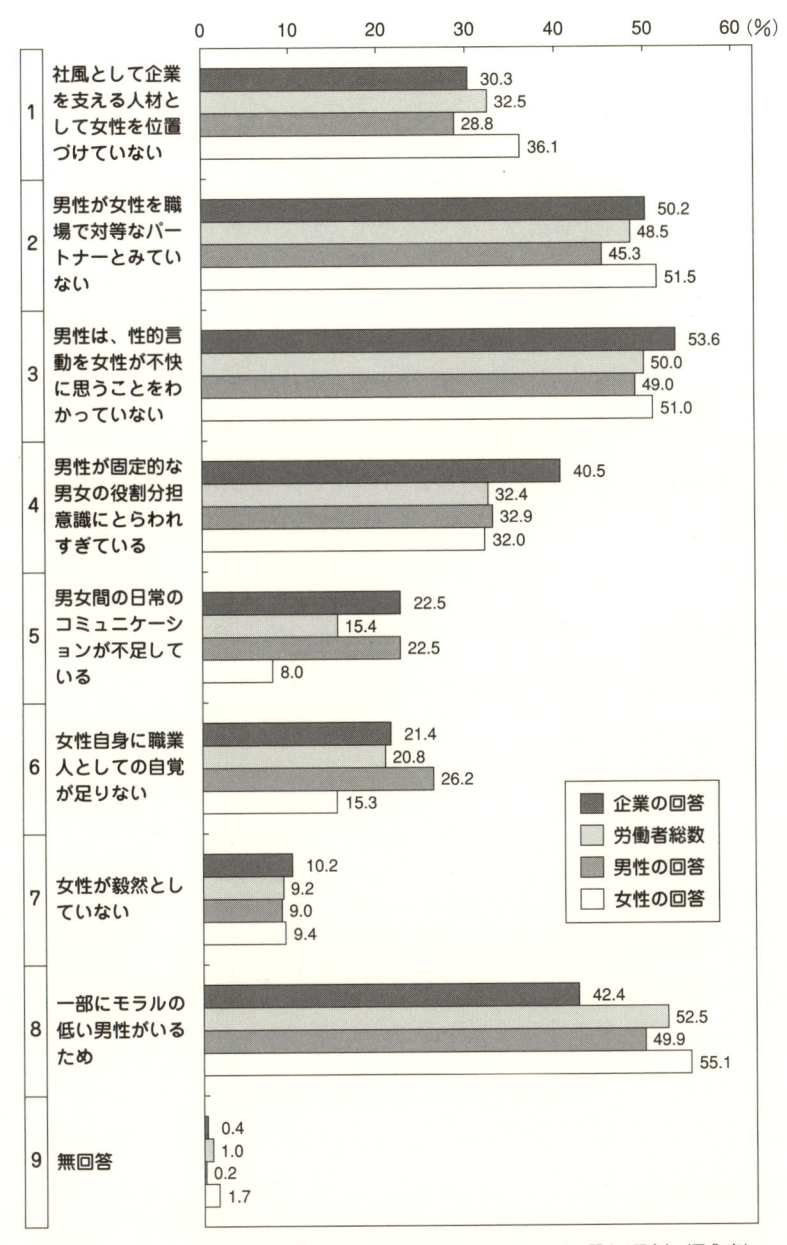

		0 10 20 30 40 50 60 (%)
1	社風として企業を支える人材として女性を位置づけていない	30.3 / 32.5 / 28.8 / 36.1
2	男性が女性を職場で対等なパートナーとみていない	50.2 / 48.5 / 45.3 / 51.5
3	男性は、性的言動を女性が不快に思うことをわかっていない	53.6 / 50.0 / 49.0 / 51.0
4	男性が固定的な男女の役割分担意識にとらわれすぎている	40.5 / 32.4 / 32.9 / 32.0
5	男女間の日常のコミュニケーションが不足している	22.5 / 15.4 / 22.5 / 8.0
6	女性自身に職業人としての自覚が足りない	21.4 / 20.8 / 26.2 / 15.3
7	女性が毅然としていない	10.2 / 9.2 / 9.0 / 9.4
8	一部にモラルの低い男性がいるため	42.4 / 52.5 / 49.9 / 55.1
9	無回答	0.4 / 1.0 / 0.2 / 1.7

凡例：■ 企業の回答　□ 労働者総数　■ 男性の回答　□ 女性の回答

出所：旧労働省「職場におけるセクシュアルハラスメントに関する調査」（平成9年）

PART 3　治すためのメンタルヘルスから、予防し高めるためのメンタルヘルスへ

職場で性的な言動を行って、周囲の女性社員を不快にさせていると思い当たる人はいませんか？ 性的な言動を行う側は軽い気持ちでも、された側は不快に感じている場合があります。

セクハラには、「対価型」と「環境型」があります。

対価型セクシュアルハラスメント

職場において、女性の意に反する性的な言動への女性の対応（拒否、抵抗等）によって、その女性が解雇、降格、減給 等（労働契約の更新拒否、昇進・昇格の対象からの除外、客観的に見て不利益な配置転換等）の不利益を受けることです。

＜例＞
・事務所内において事業主が女性に対して性的な関係を要求したが、拒否されたため、その女性を解雇する
・出張中の車中において上司が女性の腰、胸等に触ったが、抵抗されたため、その女性について不利益な配置転換をする

環境型セクシュアルハラスメント

職場において女性の意に反する性的な言動により、女性の就業環境が不快なものとなったため、能力の発揮に重大な悪影響が生じるなど、その女性が就業する上で見過ごせない程度の支障が生じることです。

＜例＞
・給湯室で部下が上司に抱きつかれたため、出勤するのがつらくなっていること（身体接触型）
・同僚が取引先で女性に係る性的な内容の情報を意図的かつ継続的

> ## 職場におけるセクハラ防止対策〔雇用管理上講ずべき措置〕
>
> ### 1．事業主の方針の明確化及びその周知・啓発
> ①職場におけるセクシュアルハラスメントの内容、セクシュアルハラスメントがあってはならない旨の方針を明確化し、管理・監督者を含む労働者に周知・啓発すること。
> ②セクシュアルハラスメントの行為者については厳正に対処する旨の方針・対処の内容を就業規則等の文書に規定し、管理・監督者を含む労働者に周知・啓発すること。
>
> ### 2．相談（苦情含む）に応じ、適切に対処するために必要な体制の整備
> ①相談窓口をあらかじめ定めること。
> ②相談窓口担当者が、内容や状況に応じ適切に対処できるようにすること。
> ③また、広く相談に対処すること。
>
> ### 3．事後の迅速かつ適切な対応
> ①事実関係を迅速かつ正確に確認すること。
> ②事実確認ができた場合は、行為者及び被害者に対する措置を適正に行うこと。
> ③再発防止に向けた措置を講ずること（事実が確認できなかった場合も同様）。
>
> ### 4．1から3までの措置と併せて講ずべき措置
> ①相談者・行為者等のプライバシーを保護するために必要な措置を講じ周知すること。
> ②相談したこと、行為関係の確認に協力したこと等を理由として不利益な取扱いを行ってはならない旨を定め、労働者に周知・啓発すること。
>
> 出所：「職場におけるセクシュアルハラスメント防止マニュアル」財団法人21世紀職業財団

に流したため、その女性が苦痛に感じて仕事が手に付かないこと（発言型）
・女性が抗議しているにもかかわらず、事務所内にヌードポスターを掲示しているため、女性が苦痛に感じて業務に専念できないこと（視覚型）

パワーハラスメントのない職場づくり

　最近、職場での新しいいやがらせとして、"パワハラ"が話題になっています。リーダーがメンバーに言葉や態度による暴力を振るったり、できもしない執拗な要求で精神的に苦痛を与えることです。
　被害者となったメンバーは、精神的に追い詰められることにより、うつ病になったり、過敏性腸症候群や自律神経失調症、胃痛といったからだの不調を訴えるようになります。当然、仕事に対する意欲も低下し、ミスが目立つようになるので、ますます追い詰められていくという悪循環に陥ります。
　誰かがリーダーに繰り返し怒鳴られているような職場は、萎縮した空気がただよい、ひらめきや独創的なアイデアが生まれにくい環境といえます。周囲の社員が不快な思いをするのはもちろんのこと、自分がターゲットにならないよう気を遣ったり、被害者への対応に特別な配慮が必要になるなど、仕事以外の要因でエネルギーを浪費します。
　パワハラはいきなり行われるのではなく、段階を踏んでエスカレートしていく傾向があります。最初は仕事上のミスを指摘したり、なんとなく肌が合わない、コミュニケーションがうまくとれない、といった小さなことから始まります。「繰り返し」同じことを指摘しはじめるとパワハラの始まりです。

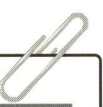

パワハラ加害者度チェックリスト

- □ 相性が合わないメンバーは無視したり、怒鳴りたくなる
- □ たびたびメンバーを説教する
- □ メンバーを叱るとき、冷静さを欠くことがある
- □ メンバーの性格（人間性）まで攻撃することがある
- □ 上司としての威厳を誇示したい
- □ メンバーの仕事ぶりを自分（自分の若い頃）と比べやすい
- □ 納得してもらおうというよりも説得してやろうと思いがち
- □ 競争心が強く挑戦的
- □ タイプA（79ページ）の得点が高い
- □ メンバーが自分の顔色を見て行動する
- □ 主体的に行動するメンバーが見当たらない
- □ 異を唱えるメンバーがいない
- □ ストレスが溜まっているとき、メンバーを叱りつけることがある
- □ 問題が発生したとき、メンバーのせいにすることがある
- □ 私用でメンバーに指示を与えることがある
- □ えこひいきをしてしまう
- □ 病気がち、休みがちなメンバーが多い
- □ 何人か一緒に辞めたメンバーがいる

　本来はパワハラとは無縁のリーダーであっても、本人にストレスが溜まっているとイライラし、メンバーにうっぷんを晴らすことでストレスを解消しようとします。
　チェックリストの該当項目が少なくても、パワハラをしているかもしれません。パワハラの素地をエスカレートさせないよう、自覚することが大切です。

リーダー自身にも肯定的ストロークを！

「優しさ」ということを考える時、私たちはとかく「他人」に優しくすることばかり考え、それ以前に「自分」に優しくすることを忘れがちです。

「どうしてお前は、もっと他人に優しくできないんだ！」と自分を責めたりします。

しかし、他人に優しくできるためには、まず自分自身に優しくならなければなりません。それは決して、自分に甘い点をつけるとか、いい加減に生きるということではなく、まして利己的になることでもありません。それは、仮にどんなに惨めな自分をも、受け容れていくということなのです。

リーダーシップは、リーダーの生き方のあらわれであり、生き方そのものといえます。そして、人生はありのままの自分を受け容れていく遍歴の物語と表現することもできます。

自分を愛するというのは、条件抜きにどんな自分でも価値あるものとして大切にすることで、ちょうど神様が、どんな人間の上にも太陽を昇らせ、雨を降らせてくださるように、気に入る自分にも、気に入らない自分にも同じように接してゆくことです。

出来の悪い自分、嫌な自分に、見て見ぬフリをして目をそむけず、それらを否定せず、拒否せずに、むしろその傷口に気づき、「だめだなぁ」と言いながらも優しく包帯を巻いてあげることです。「そんなにダメなお前など知らない」と顔をそむけたり、「失敗を繰り返すお前は私でない」と否定したりせずに、そんなお前とでも「仲良く一生歩いて行こう」と語りかけていくことです。

このように自分の見たくないところをしっかりと受け容れ、その心の傷に包帯を巻ける人が、周りの人の傷からも目をそむけることなく手当てでき、他人をいたわり愛することができるのです。

緊急時のための事前準備

　まさかの時に慌てることがないように、事前に連絡先のリストを作成しておき、職場で情報を共有しておきましょう。時間には連絡可能な時間帯や曜日などをメモしておくと便利です。

◆健康管理室（産業医・保健師・看護師）

担当者：　　　　　　　ＴＥＬ：

◆専門医（精神科・神経科・心療内科）

精神科：　　　　　　　ＴＥＬ：　　　　　　　時間：

神経科：　　　　　　　ＴＥＬ：　　　　　　　時間：

心療内科：　　　　　　ＴＥＬ：　　　　　　　時間：

クリニック：　　　　　ＴＥＬ：　　　　　　　時間：

◆都道府県精神保健福祉センター

ＴＥＬ：　　　　　　　所在地：　　　　　　　時間：

◆地域産業保健センター

ＴＥＬ：　　　　　　　所在地：　　　　　　　時間：

◆保健所

ＴＥＬ：　　　　　　　所在地：　　　　　　　時間：

◆勤労者 心の電話相談（労災病院のリスト）

ＴＥＬ：　　　　　　　所在地：　　　　　　　時間：

◆いのちの電話

ＴＥＬ：　　　　　　　所在地：　　　　　　　時間：

◆法律相談（借金・離婚問題・ＤＶなど）

事務所名：　　　　　　ＴＥＬ：　　　　　　　時間：

おわりに

　職場におけるストレスの３大要因は、職場の人間関係、仕事の量、仕事の質ですが、仕事の量が多くても、質的にやりがいのある面白い仕事であれば、多少からだはきつくとも精神的な負担感は少なくてすみます。むしろ、仕事が「快」に感じられ、充実した日々を送ることさえできます。

　また、多少つまらない仕事で量的な負担が多くても、職場に信頼できる上司・リーダーがいて、激励されたりほめられたりすれば、心的なストレスは随分軽減されます。

　仕事の量や質、人間関係すべてに理想的な職場はなかなか見つかりませんが、せめて、この３つの要素のどれかひとつでも改善すれば、職場は驚くほど快適に過ごすことが可能となります。

　メンタルヘルスの基本は、「自分の健康は自分で守る、自分で維持する」というセルフケアにあることはいうまでもありません。しかし、職場には、社員の努力だけでは解決できないさまざまな問題があり、この考えを強調しすぎることには問題があります。

　職場には、経営者による労働環境の整備、リーダー（ライン）によるケアなど、職場全体のシステムを通したアプローチがないとメンタルヘルスの効果はあがりません。

　健康な職場づくりのためには、治療からの対処アプローチだけではなく、予防や開発、維持向上といった“治すためのメンタルヘルスから、予防し高めるためのメンタルヘルス”への取り組みが求められています。

　メンタルヘルスのキーマンとして、競い合うことに偏らず、支え

合うこととの両立に向けた、リーダーの好ましいかかわりを願ってやみません。

　最後に筆者より謝辞を述べさせていただきます。
　まず、同文舘出版の竹並治子さん、彼女とのご縁は、拙書『「言いたいことが言えない人」のための本――ビジネスでは"アサーティブ"に話そう！』の執筆依頼をいただいたことにはじまりました。本書を書きはじめる際に、「メンタルヘルスは畔柳さんの得意分野なので自由に書いてください」と、あたたかい激励をいただきました。
　父、畔柳光春に心から感謝します。重度障害であるにもかかわらず、そのポジティブな生き方は、メンタルヘルスを大切にする筆者のエネルギーになります。親孝行のできる幸せ、笑顔を交換できる幸せを実感しています。
　そして、妻の貴子には、ストローク"心の栄養素"をたくさん注いでもらっています。ふたりの存在が心の支えとなり、本書を仕上げることができました。
　末尾で恐縮ですが、仕事の面ばかりでなく、生きる上でお手本となるいまは亡き岡野嘉宏先生には、いつも近くから見守ってくださっているあたたかな愛情を感じています。また、奥様の岡野八重子さんからは、日頃からあたたかなストローク"こころの栄養素"を注いでいただいています。この場をお借りして、心より感謝を捧げます。

2008年4月　畔柳修

参考文献

『こころの健康ワークブック―認知行動心理学によるこころの柔軟体操』
『"言いたいことが言えない人"のための本―ビジネスではアサーティブに話そう！』
『新自治体メンタルヘルス』
『働くもののメンタルヘルス』
『職場のメンタルヘルスケア』
『職場におけるセクシュアルハラスメントの防止に向けて』
『上司とメンバーの深いみぞ』
『怒りのセルフコントロール』
『ファシリテーター・トレーニング』
『会議の技法』
『職場のメンタルヘルス』
『「うつ」を治す事典』
『心をつかむ「聞き方」の本』
『部下が会社に来なくなった時読む本』
『製造現場のためのメンタルヘルス』
『管理監督者のための職場のメンタルヘルス』
『メンタル・ヘルスのすすめ』
『職場における自殺の予防と対応』
『心の危機管理ハンドブック』

著者略歴

畔柳 修（くろやなぎ おさむ）

ライフデザイン研究所所長、障害者職業総合センター　復職・職場適応専門部会委員
1965年愛知県生まれ。大学卒業後、広告代理店、経営コンサルタント会社を経て、ライフデザイン研究所を設立。独立当初より、Transactional Analysis、ゲシュタルト療法、認知行動療法、ブリーフ・セラピー、システムズ・アプローチ、家族療法、アサーティブ、ＮＬＰ、来談者中心療法、キャリア・カウンセリングなどを精力的に学び、人財開発や組織開発に応用する。「個人のこころとからだの健康と組織の活性化を応援する！」をコンセプトに、『こころの健康診断』や職場復帰支援、メンタルヘルス研修、カウンセリング、通信講座など各種のＥＡＰ（メンタルヘルス）サービスを提供。また、人財開発／組織開発では、リーダーシップ、キャリア・デザイン、モチベーション・マネジメント、コーチング、アサーティブなど数多くの研修／ワークショップを担当し、個人の自己成長と組織の活性化を支援する。名古屋を中心に公開セミナーも展開中。
著書に『こころの健康ワークブック―認知行動心理学によるこころの柔軟体操』『気分爽快！　ストレス知らずハンドブック』（ＰＨＰ研究所）、『「言いたいことが言えない人」のための本―ビジネスでは"アサーティブ"に話そう！』（同文舘出版）。

●連絡先　『ライフデザイン研究所』
ＵＲＬ：http://e-eap.com
Ｅ-mail：info@e-eap.com
ＴＥＬ：052-908-1410
ＦＡＸ：052-908-1420
〒450-0002　名古屋市中村区名駅3-11-10　ゴトウビル３階

上司・リーダーのためのメンタルヘルス

平成20年6月5日　初版発行

著　者　畔　柳　　　修
発行者　中　島　治　久

発行所　同文舘出版株式会社
　　　　東京都千代田区神田神保町1-41　〒101-0051
　　　　電話　営業03（3294）1801　編集03（3294）1803
　　　　振替　00100-8-42935　http://www.dobunkan.co.jp

©O.Kuroyanagi　ISBN978-4-495-57941-8
印刷／製本：シナノ　Printed in Japan 2008

あなたのやる気に 1 冊の自己投資！

ビジネスではアサーティブに話そう！
「言いたいことが言えない人」のための本
ライフデザイン研究所所長　畔柳修 著／本体1,300円

アサーティブとは、自分の気持ち・考えを「攻撃的になることなく」「萎縮することなく」適切に伝える態度・ふるまいのこと。同僚に頼みごとができない、上司に反論できない、部下を叱れない――職場のコミュニケーションには、「アサーティブ」が効く！

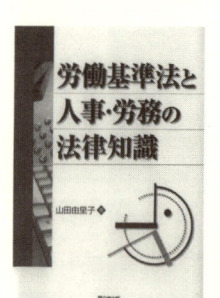

労務管理上のリスクマネジメントに必携の一冊！
労働基準法と人事・労務の法律知識
社会保険労務士・行政書士やまだ事務所　山田由里子 著／本体2,300円

実際に起こり得る問題や注意点をからめながら、労働法関連の知識を平易に解説。「採用から退職までの法律知識」「賃金支払いをめぐる法律知識」「パート・契約社員・派遣社員の法律知識」「就業規則の整備と見直し」「労使交渉をめぐる法律知識」など。

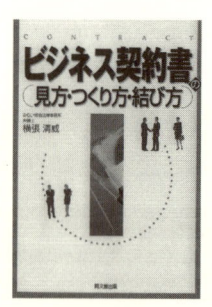

ビジネス契約書の見方がわかり、自分に有利な契約書が作成できる！
ビジネス契約書の見方・つくり方・結び方
みらい総合法律事務所 弁護士　横張清威 著／本体2,700円

実際の商取引でニーズの高い契約書を取り上げている、実際の商取引に耐え得る必要十分な条項がわかる、契約書の各条項の意味と役割をわかりやすく解説、雛形の変更例を多数提示、各条項の重要度がわかり、各条項の削除・追加が可能。

同文舘出版

※本体価格には消費税は含まれておりません。